アディクション・スタディーズ

薬物依存症を捉えなおす13章

松本俊彦 編

Addiction Studies

日本評論社

はじめに

松本俊彦

最初に、個人的な体験を話すことをお許し願いたい。

数年前、私は薬物問題に対する人々の強い偏見を思い知らされる経験をした。それなりに高い視聴率を誇る生放送の討論番組だった。超大物ミュージシャンが覚醒剤取締法違反で逮捕されたのを機に、意欲的なプロデューサーが、「厳罰一辺倒のわが国の薬物政策に一石を投じたい」と私に声をかけてくれたのだった。

その番組のなかで、私は薬物依存症治療を専門とする医師の立場からこう発言した。

「刑罰だけでは薬物問題は解決しない。覚醒剤取締法事犯者の再犯率が高いのは、彼らの多くが薬物依存症という病気に罹患しているからだ。刑務所に入ったからといってその病気が治るわけではない。刑罰ではなく治療が必要だ」

何人もの押し出しの強い論客が出演する討論番組では、タイミングよく話に割って入り、端的に自分の意見を話すのは容易ではない。しかし、幸運にもその日はうまくいった。番組終了後、私は言いたいことを話し切った達成感から、上機嫌だった。

だが、それは自己満足にすぎなかったようだ。というのも、帰宅後すぐに番組のポータルサイトを覗くと、視聴者からのクレームが多数寄せられていたからである。曰く、「覚醒剤依存症は病気ではなく犯罪。百歩譲って病気だとしても、結局は自業自得、税金使って治療なんてするな」「あの医者は犯罪者を擁護している。頭がおかしい」「もっと厳罰化すべき。死刑にすればいい」……。炎上と言ってよい状態だった。

厳罰化？　死刑？　正直、目の前が真っ暗になった。そのサイトに書き込まれたコメントが日本人の総意というわけではないのだろうが、少なくともその時の私には、日本人がみな一様にサディスティックなネット右翼のように感じられたのだ。何より恐ろしかったのは、人々が刑罰の効果を無邪気に信じていることだった。何のための刑罰なのか、自分の頭で考えて発言している感じがまったくしなかったのだ。

思うに、刑罰には次の三つの機能がある。第一に、「威嚇」だ。「悪いことをすると罰を与えられて嫌な思いをするぞ。だから悪いことをやっちゃダメだよ」と威嚇することで、犯罪を未然防止する機能である。第二に、「応報」。犯罪被害者が個人的に「目には目を、歯には歯を」的な復讐をするのではなく、国が責任をもって刑罰を下し、被害者の応報感情に応える機能である。そして最後に、「再犯防止」。これは、犯罪をおかした人に矯正教育を施し、市民社会で再チャレンジする機会を与える機能である。

この三つの機能を「違法薬物の自己使用」という犯罪に当てはめて考えてみよう。

まず、「威嚇」。これには一定の効果があるだろう。「薬物を使うと、罰を受けて嫌な思いをするぞ」という威嚇は、たしかに人々に最初の薬物使用を躊躇させる要因となっているはずだ。それは認めよう。

次に「応報」はどうか。違法薬物の自己使用の被害者は誰なのか？　「覚醒剤を使っていると、精神病状態を呈して深刻な暴力事件を起こすおそれがある」と主張する人がいるが、実は薬物使用と暴力とのあいだに明確な関連が証明されているわけではない。たとえ関連があったとしても、「おそれ」の段階では刑罰を与えることはできない。

もちろん、「反社会勢力の資金源になり、間接的に市民生活が脅かされる」という意見もある。だが、それはあまりに見識不足だろう。違法化するからこそ、反社会勢力にアンダーグラウンドなビジネスの機会を与えるのだ。禁酒法下の米国で、アル・カポネが密造酒で巨利を得たことを思い起こしてほしい。

この二つの意見を退けたとして、薬物使用による第一義的な被害者は誰なのか？　薬物犯罪はよく「被害者なき犯罪」といわれるが、あえて被害者を探し出すとすれば、それはみずからの健康を害した使用者本人だ。そして、その本人の応報感情にどうやって応えればよいのか……少なくともそれは本人への厳罰ではなかろう。

それでは最後、三つ目の機能、「再犯防止」についてはどうか？　本書にも寄稿してくれている羽間ら(1)や嶋根ら(2)が行った最近の研究では、薬物使用者は刑務所により長く、より頻回に入るほど再犯リスクが高まること、そして、刑務所服役のたびに依存症の重症度が進行することが明らかにされている。これらの知見は、薬物使用者の再犯防止には、刑罰が有効ではないどころか、かえって妨げになっている可能性さえ示唆するものだ。

こう言い換えてもよい。違法薬物の自己使用に対しては、刑罰は本来期待されている三つの機能のうち一つしか効果を発揮していない、と。それにもかかわらずさらなる厳罰化を望むのは、サイエンスよりもイデオロギーを重視する態度を表明することに他ならない。あるいは、「殴ってもわからない奴はもっと強く殴るべきだ。たとえ効果がなくてもかまわない。周囲への見せしめになれば十分だ」という、竹刀片手に怒声をあげる鬼軍曹さながらの恐怖政治を肯定することだ。

しかし残念ながら、わが国では、一般の人々はもちろん、識者とされる人々までイデオロギーを支持する声のほうが大きい。そのような状況を少しでも変えたい、という思いが本書企画の出発点であった。私は、専門分野など一顧だにせず、「この人ならば社会を動かす発言ができる」と直感した気鋭の書き手に執筆をお願いすることにした。その結果が、薬物依存症（アディクション）に関係するさまざまな分野で一線級の研究者と臨床家が集結した、この超豪華な学際的ラインナップなのだ。

かねてより私は、自身の臨床経験を通じて、「この世には良い薬物と悪い薬物があるわけではない。良い使い方（＝得な使い方）と悪い使い方（＝損な使い方）があるだけだ。そして、悪い使い方をしてしまうのは、薬物とは別のところに困りごとがあるからだ」と考えてきた。多くの場合、その困りごとは社会のありようと密接に関係し、往々にして薬物使用が「違法行為」として犯罪化されていることとも無関係ではない。私たちはいままさに薬物問題に対する考え方のアップデートを迫られているのだ。

本書を通じて、多くの人がサイエンスの視点から薬物問題について考える機会を得ることを心から願っている。

アディクション・スタディーズ◎目次

パート 1

アディクション・スタディーズの展開

第1章

心はなぜアディクションに捕捉されるのか

痛みと孤立と嘘の精神病理学

松本俊彦　精神医学

最初に、根本的な問いを発してみたい。「人はなぜ依存症になるのか」と。

これに対するよくある回答は次のようなものだ。「人が依存症になるのは、その人が、薬物と聞けば手当たり次第に何でも手を出す、衝動的で自己破壊的な性格だからだ」。

この仮説に反駁することはたやすい。というのも、物質依存症者のなかでもとくに薬物依存症者に注目すると、彼らの多くは、乱用開始初期には数種の薬物やアルコールを遍歴し、その後、最終的に一、二種類の「自分好みの物質」に落ち着くというパターンをとっているからである。

このことは、物質依存症者は、決して「手当たり次第」などではなく、自分なりの基準に基づいて主体的に選択している可能性を示唆する。

では、次のような回答はどうであろうか？　「依存症の原因は、性格などではない。あくまでも依存性物質――脳に強烈な快感をもたらし、その快感を脳に刻印して、脳を支配してしまう物質――に手を出したこと自体にある」。

この仮説も不十分である。飲酒経験者の大半がアルコール依存症を発症することなく生涯を終えており、覚醒剤でさえ、「数回使ったが、自分には合わないから使うのをやめた」という経験者は意外にめずらしくない。興味深いのは、物質依存症者が遍歴の末にたどり着いた物質が、必ずしもそれまで経験したなかで「最もハードな（＝強い快感と依存性をもつ）」ものとは限らないということである。実際、「覚醒剤よりもアルコール（あるいは、大麻）が好き」と語る者はめずらしくないのである。要するに、物質がもつ依存性だけをもって依存症の病因とするのは無理があるといえよう。

そもそも、われわれ人間はきわめて飽きっぽい動物である。いかなる快感や刺激に対しても呆れるほどすぐに慣れ、倦んでしまいやすい。それにもかかわらず、一部の限られた人たちだけが、いつまでも倦むことなくある物質を使い続けるのはなぜなのか？　つまり、なぜある人だけが依存症になるのか？

❖「ネズミの楽園」実験が示唆するもの

人が依存症になる原因が、個人の資質でも物質のもつ依存性でもないとしたら、いったい何が原因なのか？

興味深い実験がある。一九七八年に発表された、アレクサンダーら[1]による「ネズミの楽園」と呼ばれる実験である。

この実験では、雄雌同数計三二匹のネズミを、ランダムに一六匹ずつ居住環境の異なる二つのグループに分けた。一方のネズミは、一匹ずつ金網でできた檻のなかに（「植民地ネズミ」）、そしてもう一方のネズミは、広々とした場所に雌雄十数匹が一緒に入れられた（「楽園ネズミ」）。ちなみに、楽園ネズミに提供された広場は、まさに「ネズミの楽園」であった。床には巣作りに適した常緑樹のウッドチップが敷き詰められ、好きな時に食べられるように十分なエサも用意された。また、ところどころにネズミが隠れたり遊んだりできる箱や缶が置かれ、ネズミ同士の接触や交流を妨げない環境になっていた。

アレクサンダーらは、この両方のネズミに対し、普通の水とモルヒネ入りの水を用意して与え、五七日間観察した。その結果は実に興味深いものであった。植民地ネズミの多くが、孤独な檻のなかで頻繁にモルヒネ水を摂取しては、日がな一日酩酊していたのに対し、楽園ネズミの多くは、他のネズミと遊んだり、じゃれ合ったり、交尾したりして、なかなかモルヒネ水を飲もうとしなかったのである。

同様の実験は他にもある。たとえば、檻に閉じ込められたサルに対するコカイン投与実験によれば、群れのなかで支配的な立場にあるサルよりも、従属的で屈従を強いられているサルのほうが、はるかにコカイン消費量が多かったという(2)。

これらの実験結果は、「なぜ一部の人だけが薬物依存症になるのか」という問いに対する回答の一部になっていないだろうか？ すなわち、自分が置かれた状況を、あたかも「狭苦しい檻」のように、孤独で不自由と感じている人のほうが、「楽園」と感じている人よりも薬物依存症になりやすいということ、つまり、しんどい状況にある人ほど依存症になりやすいという可能性である。

何らかの行動をとることによって快感を得るという体験をし、その快感を求めて同じ行動を繰り返すようになる――これは、行動分析学や実験心理学でいうところの「正の強化」である。しかし、人間の特徴は「飽きっぽさ」にあり、いかなる快感や刺激にもすぐに馴化し、通常であれば学習効果は消去されてしまうはずである。それにもかかわらず、なぜ一部の者だけがその物質摂取を飽くことなく繰り返すのか。おそらくそれは、その行動によって快感が得られるからではなく、苦痛――それまで続いてきた悩みや痛み、苦しみ――が一時的に緩和される（＝「負の強化」）からではなかろうか？ それであれば、飽きるどころか、生き延びるためにその物質は手放せないものとなろう。

筆者は、まさにこの「負の強化」こそが依存症の本質であると考えている。実は、どのような重篤な依存症患者でも簡単にアルコールや薬物をやめている——もっとも、数日ないしは数時間単位の話だが。むずかしいのは、「やめること」ではなく、「やめ続けること」である。それがかくもむずかしい理由は、アルコールや薬物が、一時的には、患者にとっていわば「心の松葉杖」として機能していたからだ。

我々援助者は、「その物質を使ってどのような症状や問題行動が発現したのか」といった質問をし、ともすれば物質使用の結果にばかり関心をもつ傾向にある。もちろん、その問題意識は、正確な診断という点では重要な情報ではあるが、患者の回復支援という点ではあまり役に立たない。必要なのは、「アルコール・薬物はあなたに何を与えてくれたのか」という質問ではなかろうか。

❖依存症の自己治療仮説

このように、依存症を「負の強化」という観点から説明した理論は、決して目新しいものではない。その代表的なものが、一九八〇年代なかばにカンツィアンらによって提唱された「自己治療仮説（self-medication theory）」である。[3] この自己治療仮説は、依存症の本質を「快感の追求」

ではなく「心理的苦痛の緩和」と捉える理論であり、「物質依存症者は、物質使用開始以前から心理的苦痛を抱えている」ことを想定している。

心理的苦痛が物質使用を促進することを示す研究は、実に枚挙にいとまがないほど存在する。たとえば、思春期における自尊心の低さや抑うつの存在は、後年におけるアルコールやニコチンへの依存を予測する危険因子である[4]。また、幼児期や思春期において感情的苦痛を経験すること、あるいは対人関係から孤立する経験も、成人後における重篤なマリファナ乱用を予測するという[5][6]。さらに、ストレスの高い職場環境にあった者は、定年退職後、飲酒量が増加しやすいという報告もある[7]。

そうしたなかで、カンツィアンら[3]は、自尊心・自己評価の低さ、社交場面での緊張、将来の不安、人間関係のトラブルが引き起こす苦悩など、さまざまな苦痛や苦悩が物質使用を促進する可能性を指摘している。また、併存する精神障害の症状がもたらす苦痛も物質使用を促進しうる。物質依存症患者の三〜七割は他の精神障害にも罹患するという、いわゆる重複障害を抱えているが、そのような患者の大半は、物質依存症を発症する以前から併存精神障害に罹患している[8]。このことは、罹患する精神障害がもたらす苦痛が、その後の物質使用に大きな影響を与えている可能性を示唆する。

自己治療仮説が興味深いのは、心理的苦痛の性質と乱用物質との関係に言及している点であろう。カンツィアンら[3]によれば、たとえば激しい怒りを鎮めるには麻薬や大量のアルコールが、そして、気分の落ち込みや意欲の低下には覚醒剤やコカインといった精神刺激薬が有効であるという。また、対人場面での緊張や不安に悩む人にとっては、睡眠薬や少量～中等量のアルコールは社交を可能にする「魔法の薬」として効果があるともいう。

こうした物質選択のあり方は、併存する精神障害がもたらす苦痛に関しても当てはまる。実際の臨床場面でも、アルコール依存症患者のなかには、うつ病や心的外傷後ストレス障害（PTSD：posttraumatic stress disorder）が関係する怒りや激しい焦燥に対して大量のアルコールを用いてきた、という者が一定の割合で存在する。また、市販鎮咳薬依存症患者のなかには、鎮咳薬に含まれる塩酸メチルエフェドリンやカフェインといった弱い精神刺激薬の効果を期待し、みずからが抱えるうつ病や統合失調症が引き起こす失快楽症や意欲低下、離人感を緩和してきたという者が少なくない。注意欠如・多動症が残遺する覚醒剤依存患者の場合には、覚醒剤がもつ多動を抑え集中力を高めるという効果に未練を感じ、治療導入に苦慮することがある。

PTSDの場合には、精神作用物質依存症との関連はいっそう顕著である。PTSDの存在は薬物依存症の罹患リスクを四倍高めると推定されており[9]、物質依存症患者の一二～三四％に認められ、女性に限るとその割合は三〇～五九％にもなることが明らかにされている[2]。

実際、PTSD患者のなかには、適量のアルコールを用いてその警戒的・防衛的な構えや過度な遠慮を緩和して社会性を維持している者、あるいは、覚醒剤を使用したり塩酸メチルエフェドリンや無水カフェインを含有する市販鎮咳薬を大量に摂取したりして、一時的に虚無感や離人感を改善して意欲増進や気分高揚をはかっている者は少なくない。さらには、トラウマ記憶のフラッシュバックから生じる激しい怒りの感情や暴力衝動に対処するために、大量のベンゾジアゼピンを摂取して意識をシャットダウンさせたり、逆に覚醒剤を使用し、解離症状減少によるフラッシュバックの緩和を試みたりする者も稀ではない。

PTSDと物質依存症との併存症例に関しては、かねてより「化学的解離（chemical dissociation）」[10]という機序の存在が想定されてきた。それは、外傷記憶のフラッシュバックや知覚過敏に対して「解離」という防衛機制でうまく対処できない者が、物質の薬理作用を借りて人為的に解離と同様の効果を得る現象である。しかし最近、重篤な解離症状を緩和するために物質を使用する患者もいることが指摘されるようになった。ナジャヴィッツら[10]の研究では、PTSD患者を解離体験尺度得点に基づいて高解離群と低解離群とに分けて比較した結果、高解離群のほうが物質依存症の併存率が高かったという。いずれの場合も、解離と物質使用とのあいだには、正と負の双方に密接な関連があることはまちがいない。

要するに、物質依存症者は、それぞれが抱えている「苦痛」にマッチした薬理作用をもつ物質を選択している――それが自己治療仮説の主張である。これまでは、物質がもつ薬理学的依存性と個人の体質・素因・脆弱性から説明されることが多かった物質依存症の病因論であるが、カンツィアンらは、そこに「両者のマッチング」という新たな軸を追加したことになる。

❖「コントロールできない苦痛」を「コントロールできる苦痛」に

とはいえ、単に「苦痛の緩和」という理屈だけで依存症のすべての局面を説明するのは難しい。たとえば、次のような状況を考えてみてほしい。離脱症状との苦闘を乗り越えて断酒や断薬にたどりつき、さらにその状態を数ヵ月や数年という長期間にわたって維持してきた依存症者が、実にささいなきっかけで再飲酒、あるいは薬物の再使用をしてしまう――そのような状況である。

これは依存症臨床ではおなじみの場面である。再飲酒や再使用の多くは、患者の精神状態が比較的落ち着いている時期――これといった悩みごとのない時期、「もう大丈夫」と安堵したり、退屈を感じたりした時――に突然生じる。もちろん、再使用したところで快感を覚えるのはほんの一瞬にすぎず、むしろその後に苛まれる苦痛の時間――心身の苦痛はもとより、家族への影響、失職や逮捕――のほうがはるかに長く続く。そのことは誰よりも患者自身が嫌というほど知っているはずなのに、時に衝動的に、そして時には周到な準備を経て、みずからをそのような困難な事態に陥れてしまう。これは、苦痛の軽減という概念では到底説明できない現象である。それどころか、この現象こそが、フロイト[11]をして「死の本能に基づく反復強迫」と、ラドー[12]をして「依存症者にとって快楽と苦痛は等価である」と、そしてメニンガー[13]をして「慢性自殺」といわしめた、依存症者の自己破壊的な性格傾向の発現と考えたくなる誘惑に駆られる。

なぜ彼らは平和な生活をうち捨てて、みずから進んで苦痛のなかに飛び込むのか？　しかしカンツィアンら[3]は、このような「長く続く苦痛しかもたらさない」物質摂取行動でさえも、基底に存在する苦痛の緩和に役立っている可能性があると指摘している。その論拠として彼が引用しているのは、精神分析家ドデス[14]の見解である。ドデスは、「嗜癖は人生早期から生涯にわたって心を蝕む無力感に根ざしたものである。長期間持続する感情状態は自己感覚を損傷するが、嗜癖はその人が抱える無力感を反転させ、パワーとコントロールの感覚を再確立することで、一時的に好ましく感じる自己感覚をもたらすことがある」と述べている。カンツィアンら[3]はさらにこの見解を発展させて、「依存症者は物質によって感情の質と量を変えている。彼らは、自分には理解できない不快感を、自分がよく理解している、物質が引き起こす不快感と置き換えることで、『コントロールできない苦痛』を『コントロールできる苦痛』へと変えている」と主張している。

ちなみに、カンツィアンらによれば、こうした、「別の苦痛」を用いた苦痛の緩和は、外傷体験をもつ物質依存症患者で認められることが多いという。外傷記憶はしばしば生活史の文脈から切り離されて封印され、「実際にあった出来事」としての人生の文脈における意味づけもなされていない。しかし、何かのきっかけで侵入的回想が生じると、本人はコントロールできない、そして説明することもできない感情的苦痛に圧倒され、突発的な自殺衝動や暴力の爆発といった破壊的行動への衝動が高まってしまう。意外なことに、こうした現象は、アルコールや薬物が止まらない混乱した状況よりも、平穏な日々、刺激の乏しい静かな日々にこそ生じやすい傾向がある。

そのような状況において、物質という「自分でコントロールでき、自分で説明することのできる苦痛」は、侵入的回想から意識をそらし、一時的に破壊的行動を回避するのに役立つ。

この仮説は、過食・嘔吐や反復性自傷といった、一見、自己破壊的に見える嗜癖行動を理解することにつながる。たとえばある反復性自傷を呈する患者は、自傷を繰り返す理由としてこう語っていた。「心の痛みを身体の痛みに置き換えている。心の痛みは意味不明で怖いけど、身体の痛みならば、『あ、ここに傷があるから痛くて当然だ』って納得できるんです」。この言葉は、まさに、「コントロールもできない苦痛」を「コントロールできる苦痛」で置き換えるプロセスを物語っている。

❖なぜ助けを求めずに一人で苦痛をコントロールするのか

物質依存症者は心理的苦痛を独力でコントロールすることに執着しているわけだが、冷静に考えれば、それは最善の解決策ではない。最善の解決策は、その苦痛について周囲に相談し、必要に応じて専門的な援助を受けることであろう。

しかし、彼は周囲に助けを求めようとはしない。カンツィアンら[3]は、基礎的実験の結果に基づいて、依存症者の多くはアレキシサイミア（失感情症）の傾向が顕著であり、自分の感情を自覚することが苦手であると指摘している。これでは援助希求どころではないのも当然といえるだろう。

ここに、なぜ一部の者だけが依存症になってしまうのかを説明するヒントがある。一般に心理的苦痛は、それが苦痛として認識され、言語的に表出されることで内的緊張の減圧がはかられるが、物質依存症者の場合にはそのメカニズムが働きにくい。つまり、苦痛は減圧されないまま意識下に抑圧され、その蓄積が極度の内的緊張を生み出すとともに、長期的には感情調節障害――ささいな刺激で感情の爆発が生じやすい状態――を準備する。このような内的緊張状態にある者は、物質がもたらす苦痛の緩和効果を自覚しやすく、「報酬」としての効果も大きい。したがって、その後、物質摂取を反復するようになりやすいのである。

私は、物質依存症者の援助希求の乏しさは、単にアレキシサイミアのせいだけではないと考えている。その一つの根拠となるのが、治療に抵抗する若い薬物依存患者が、まるで申し合わせたように決まって口にする言葉――「人は必ず裏切るけれど、クスリは俺を裏切らない」――である。

おそらく援助希求の乏しさは、実際に援助を求めて傷ついた経験を重ねていたり、そもそも誰かに援助を求められるような環境に生育してこなかったりしたことが影響している。とりわけ若い物質依存症患者の多くには、さまざまな虐待やいじめ被害を生き延びた経験がある。それゆえに、彼らの主観のなかでは、世界は信用のならない、危険に満ちた場所として体験されているはずだ。その意味では、いささか皮肉な表現ではあるものの、依存症者とは、「安心して人に依存することができない人たち」であるといえるかもしれない。

その文脈で考えれば、アレキシサイミアでさえも生き延びるための戦略だった可能性がある。つまり、幼少時からの持続的な苦痛のなかで体得した「苦痛否認の機制」――「大丈夫、俺は痛くない、傷ついてない」と自分に嘘を繰り返し、物質や嗜癖行動で心に「蓋をする」こと――を通じて確立した「心の鎧」、それを、われわれはアレキシサイミアと名づけているのかもしれない。

❖おわりに

再び冒頭の問いに立ち戻ってみる。曰く、「人はなぜ依存症になるのか」。

断言できるのは、決して快楽を貪ったからではないということである。むしろ、そもそも何らかの心理的苦痛が存在し、誰も信じられず、頼ることもできない世界のなかで、「これさえあれば、何があっても自分は独力で対処できる」という嘘の万能感で自分を騙し続けたこと――私にはそれが依存症の根本的な原因であるように感じられる。

依存症から回復するためには、こうした「嘘」を手放す必要がある。そして、それには、世界に一ヵ所でもよいから、安心して正直になれる場所が必要である。そこは、「クスリをやりたい」「やってしまった」「やめられない」と言っても、誰も悲しげな顔をせず、誰も不機嫌にならず、自分の立場や名誉が脅かされない安全な場所でなければならない。

冒頭に紹介した「ネズミの楽園」実験には、続きがある。アレクサンダーら[1]は、檻のなかでモルヒネ水ばかりを飲んでは酔っ払っていた植民地ネズミを、今度は、楽園ネズミのいる広場へと移した。すると彼らは、広場のなかで楽園ネズミたちとじゃれ合い、遊び、交流するようになったのだ。それだけではない。驚くべきことに、檻のなかですっかりモルヒネ漬けになっていたネズミは、けいれんなどの離脱症状を呈しながらも、いつしかモルヒネ水ではなく、普通の水を飲むようになったのである。

この実験結果が暗示していることは何か？

筆者はこう考えている。それは、依存症からの回復には、回復しやすい環境が必要であるということだ。そしてその環境とは、「(アルコールや薬物、あるいはギャンブルが) やめられない」と発言しても、排除もされなければ孤立を強いられることもない社会であり、それどころか、その発言を回復の第一歩と見なし、応援してもらえる社会——すなわち、安心して「やめられない」と言える社会である。

第2章

薬物はいかにして「悪」と見なされるに至ったか

「ドラッグ」の社会史

渡邉拓也　社会学

この章ではドラッグの歴史について振り返る。やや迂遠に見えるかもしれないが、こうした歴史的背景に関する知識は、今日のアディクションを取り巻く状況を理解するうえでも重要である。というのは、ドラッグが「悪」と見なされるようになったのはここ一〇〇年ほどのこと、長く見積もっても一九世紀以降のことに過ぎないからだ。人類の長い歴史を考えれば、これはかなり新しい現象といって差し支えない。この章では社会史あるいは歴史社会学の観点から、現在のドラッグおよびアディクション概念がどのように形成されてきたのか、その原点について見ていくことにしよう［1］。

❖ドラッグ前史――古代から近世にかけて

現在「ドラッグ」ないし「薬物」と呼ばれている諸物質のうち、最も古い歴史をもつのは阿片である。紀元前三四〇〇年頃の古代メソポタミアでは、すでにケシ（阿片の原料）の栽培がなされていた記録がある。一部のドラッグは古代より宗教的儀式に用いられていたが、なかでも阿片は古くからその強力な鎮痛作用を認められ、医薬品（薬草）として使用されていた。

古代ローマのガレノスによって処方された「テリアカ」は、古いタイプの阿片製剤の一つの完成形だった。これは阿片をベースとして一〇〇種類以上の物質を混ぜ合わせて作られたもので、中世から近世にかけてのヨーロッパでは万能薬と考えられていた。もちろん阿片の毒性についても古代からよく知られており、中世の医師や薬剤師は処方量に細心の注意を払い続けていた。しかし一七世紀にロンドンの医師トマス・ド・シドナムが「阿片チンキ」（laudanum）を開発し、その毒性のコントロールに成功すると、阿片製剤の使用は一気に人々の日常生活に広まって、頭痛や腹痛、赤ん坊の夜泣きに対してさえ用いられるようになっていく。その後一九世紀の初頭には阿片からモルヒネが抽出され、またその世紀の末にはモルヒネからヘロインが作り出されるのだが、これらも当初はあくまで医薬品（鎮痛剤）として開発されたものだった。

要するに、これらの阿片系薬物（狭義での「麻薬」narcotics）は、初めはすべて「強力な効果をもった痛み止め」として医学史の舞台に登場してきたのである。他方で大麻も、当初は精神疾患への治療効果を期待されたり、鎮痛剤として一九世紀パリの薬局の棚に並んだりしていた。だが今日、これらの物質は（モルヒネを例外とすれば）その所持や売買が法律によって禁じられた違法薬物の扱いとなっている。

それでは、この「医薬品からドラッグへ」という変化はいかにして起こったのだろうか。ある物質の効果自体が時代によって変化していったとは考えにくい。むしろ移り変わっていったのは社会の側、つまりそれらの物質に対する人々の捉え方や解釈の側である。

常識的には、ある日医学の発達によって、薬物の使用がもたらす弊害や「副作用」が発見され、またその危険性に鑑みて法規制が始められたのではないか、そう考えるのが自然かもしれない。ところが実際の歴史は、必ずしもそうした道のりを辿ってはいなかった。たしかにヨーロッパでは一九世紀より、薬物使用の危険性に対する指摘が散見されるようになるのは事実である。しかしながら、そこで薬物中毒者はまず「いたわるべき患者」（治療とケアの対象）として発見されるのであって、そこから「非難すべき犯罪者」という意味付与がなされるまでには、さらにいくつかの段階を踏むことになる。以下では一九世紀フランスの事例を中心に、この認識の推移について見ていくことにしたい。

❖社会問題化する薬物――公衆衛生学の発達

最初に変化の兆しが現れたのはイギリスであった。一九世紀初頭のロンドン、ならびにランカシャー、ヨークシャー、マンチェスターといった工業都市では、労働者たちの間で阿片使用の習慣が急速に広まっていた。薬局で「痛み止め」として安価かつ手軽に購入できる阿片の丸薬が、エールや蒸留酒の代用品として用いられたのである。これが当時「阿片常食者」(opium-eater)と呼ばれた、阿片の非医療目的での使用の初期の例だった〔2〕。

ただしイギリスの阿片は――一八六八年の薬事法(Pharmacy Act)制定時に規制対象の候補に挙がるものの――二〇世紀初期まで法による規制を免れて自由販売されている。他方、西欧においてイギリスよりも早く阿片の法規制に踏み切った国があった。それは一八四五年のフランスである。この時「公衆の安全」を守るという名目で、ヒ素〔3〕や阿片といった劇薬の販売が規制された〔4〕。不思議なことに、フランスではイギリスと異なり、愉しみとしての阿片使用が広まっていた形跡はない。端的にいえばフランスの阿片は高価な「輸入品」であって、安酒に代わるような安価な逸楽を労働者たちにもたらすことはなかったのである。

この奇妙なねじれの背後には、フランス公衆衛生学の発達がある。やや補足的に述べるならば、古くよりペストのような疫病に何度も襲われてきたヨーロッパは、一九世紀になってようやく、

「衛生状態を清潔に保つ」という予防法を見出した。他方で顕微鏡の精度向上とパスツールらによる病原菌の発見は、衛生学の発展にも大きく貢献する。つまり、それまで人々は、恐ろしい疫病が目に見えない微小な細菌によって引き起こされており、なおかつそれらが我々の手の上にも無数に存在しうるなどと想像することさえできなかったのだ。

一九世紀のフランスにおいて、公衆衛生学は実際の政策にも大きな影響を与えた。その見やすい例は、第二帝政期に行われたオスマン男爵のパリ大改造（一八五二―一八七〇）である。ナポレオン三世の命により、中世以来のパリの入り組んだ（そして悪臭の漂う）細い路地は破壊され、シャンゼリゼを含む大通りが整備されていく。こうしてパリは、見通しのよい街路に光と風が届く、衛生状態のよい都市へと変貌していったのだった。

さて、フランスでは一八二〇年代より開花するこの公衆衛生学は、当初はペストやコレラ、梅毒や結核といった疫病（伝染病）をターゲットとしていた。ところがやがてその守備範囲を拡大し、たとえば失業問題――当時の文脈に即してより具体的にいえば、失業者の群れが路上に溢れていること――のような社会問題までを、「社会病理」（仏 maladie sociale）であるとして研究対象に含めるようになる。

この拡大解釈の進行についてはやや補足が必要だろう。[1][2]当時のフランスでは、社会全体を一つの生命体（有機体）と見立てるようなアナロジーが力をもって、公衆衛生学も、社会全体の健康状態を保全する「社会の医師」を自認するようになっていった。なお、ここでいう「社会」は、当時まだ成立期にあった近代国民国家とほぼ同義である。こうしてたとえば上述の失業問題も、労働力（生産人口）の減少と経済的損失といった「社会全体（国家全体）へのダメージ」を意味すると解釈され、社会病理と呼ばれたのだった。換言すれば、当時のやや守備範囲を広げた公衆衛生学が敵視していたのは「国益に反すること」だったともいえよう。

時に、何らかの症候に対して事後的に対処するのが医学だとすれば、衛生学は多分に予防的で事前介入的な性質を備えていた。そしてまさにこの性質によって、フランスでは阿片の非医療目的での（愉しみとしての）使用に対する危険視が形成されていったといえる。上述の通り、フランスは実際の阿片災禍に見舞われていない状況のまま、イギリス経由で伝えられた（廃人のイメージで語られた）中国の阿片中毒患者の逸話を手がかりに、この物質への警戒と敵視を強めていったのである。

もちろん公衆衛生学は、想像上の阿片災禍のイメージと憶測のみによって、これを敵視するに至ったわけではない。もう一つの有力な手がかりは、一九世紀後半にフランスで猛威を振るい、撲滅すべき大きな社会問題と認識されていたアルコール中毒だった。このことは、当時衛生学者たちの間で繰り返しいわれた「東洋における阿片は西洋の酒に相当する」という言葉にも端的に表れている。紙幅の都合上、アルコール中毒の辿った歴史については割愛するが、いずれにせよ阿片を危険視する態度が、医学的な見地（思わぬ副作用等）とはまったく違った地点から立ち上がってきた点を、ここでは強調しておきたい。つまり、公衆衛生学の「社会の健康状態の向上」

「病の予防」といったスローガンに支えられつつ、阿片への耽溺やその中毒症状がアルコール中毒からの類推によって語られ始めたことで、(フランス国内ではいまだ災禍を呼び起こしていなかったはずの)阿片への危険視が成立したのだった。

付言するならば、公衆衛生学は薬物中毒を(蔓延する)疫病モデルの延長線上で語ろうとする傾向を有していたが、その医学的な物言いの裏側には、働けるのに働かない人口の増加が社会(国家)全体に及ぼすダメージについての懸念が存在していた点にも留意しておく必要があるだろう。社会の健康という当時の漠然とした概念には、こうした社会経済学的な視点も含まれていた。

❖社会的問題から個人的問題へ——嗜癖概念の登場

少し注意が必要なのは、上述したような公衆衛生学による阿片への敵視が、まだ薬物の犯罪化をもたらしてはいない点である。警戒の対象となったのはあくまで阿片中毒という病の蔓延そのものであり、薬物中毒者たち個々人のほうはといえば、当初は可哀想な犠牲者、あるいはいたわるべき患者として認識されていた。

したがって次に考えるべきは、薬物中毒の原因が中毒者本人(個人)に帰されていくという、ある種の責任の送付や横滑りが起こっていくプロセスについてである。これに関しては、モルヒネ中毒の事例がわかりやすい見取り図を与えてくれるだろう。

モルヒネは、皮下注射技術が発達した一八五〇年代以降、エーテルやクロロフォルムに代わる優れた鎮痛剤・麻酔剤として、西欧の医師たちから絶大な信頼を受けるようになった。とくに局所麻酔に用いられる際には、その即効性と確実性は他の追随を許さなかった。その使用がヨーロッパで急速に拡大したのは、普仏戦争時（一八七〇―一八七一）のことである。負傷兵の治療に広く用いられ劇的な効果を上げたものの、同時に多数のモルヒネ中毒患者を生み出した。この時「モルヒネ中毒」概念もまた西欧医学に出現するのだが、その形成過程は非常に興味深いものである。やや仔細に立ち入るが、以下しばらくこの概念が辿った道のりについて見ていこう。

一八七〇年代初頭、レールやフィードラーといったドイツの医師が、モルヒネの激しい離脱症状（禁断症状）について指摘する。一八七七年には同じくドイツの精神科医レヴィンシュタインが、医師にモルヒネを投与され続けることで引き起こされる中毒状態と、治療期間の後でも患者みずからこの物質を摂取してしまう病理的状態を区別して、前者を「モルヒニスム」、後者を「モルヒネ嗜癖」（モルヒウムズフト、モルヒノマニー）と名づけた。

この「嗜癖」は、原語のドイツ語版ではズフト（-sucht）、翌年パリで出版されたフランス語訳版ではマニー（-manie）という接尾語で表されていたが、レヴィンシュタインはモルヒネ嗜癖を、モルヒネを興奮剤や嗜好品として用いることへの「熱狂」（独 Leidenschaft）または「情念」（仏 passion）によって定義づけていた。[3][4]

薬物依存に話を絞るならば、アディクション概念の直接の起源はここにあるといえる。なぜならこの時、モルヒネへの中毒症状が、物質の摂取によってもたらされる一種の精神疾患として、初めて精神医学の語彙に登記されたからである。脳内の神経伝達物質やレセプターに関する知識など皆無だったこの時代には、メカニズムの解明は据え置いたまま、ある症候（群）に病名をつけることで、ひとまず医学的に取り扱い可能な状態にするという方法がしばしばとられた。ただこの場合、レヴィンシュタインがモルヒネ中毒の本質を、「嗜癖」、すなわち患者の内面に生じる（異常な）熱狂ないし情念に見出している点は重要である。こうして一八七〇年代後半、薬物中毒をめぐる議論の力点は、社会的問題から個人的問題へと静かに横滑りを開始する。

一八八〇年代に入ると今度はフランスに動きがある。モルヒネ中毒患者による（モルヒネや注射器の）窃盗事件が相次ぎ、司法上の大きな議論を巻き起こしたからだ。すでに一八一〇年の刑法で、犯行時に心神喪失状態だった場合はその罪を問わない（第六四条）と定めていたフランスにおいて、判事たちは、犯行時のモルヒネ患者が正常な判断能力を有していたかどうかという、極めて困難な司法判断を迫られることになった。

この時レヴィンシュタインの定義に便乗する形で、もう一つの（司法概念としての）「モルヒネ嗜癖」概念が形成される。つまりこの時、この物質への病的な情念は当人には抵抗不可能であって、したがって当人に法的責任能力はなかったはずだという解釈が、フランス司法によって密かに挿入されたのである。結果としてモルヒネ患者の犯罪に関しては、かつてないほどのペースで情状軽減が出されることになった。

こうして医学と司法によって二重に定義されたモルヒネ嗜癖の概念は、やがて一九世紀末にフランス医学に出現することになる、「毒物嗜癖」（仏 toxicomanie）という奇妙な概念のプロトタイプとなっていくが、[5] すぐ後で述べるように、やがて薬物中毒者の側にも責任が見出されるようになっていった。

❖犯罪化への足がかり——デジェネレッサンスの学説と「危険人物」

思えば一九世紀の最後の二〇年間というのは、ドラッグの歴史にとって一つの転換期だった。モルヒネ中毒者は「意志の力」が弱いがゆえに、そのような悪癖から抜け出せなくなるのだという非難の言説が、この時期に主に精神医学の分野で立ち上がってくるからだ。モルヒネ嗜癖の概念も、もはや抵抗不能な「情念」ではなく「悪しき習慣」によって再定義され、本人のこころの弱さが薬物への耽溺を生むのだという新たな仮説が有力視されていった。病への罹患に関して当人の側にも責任があるというこうした見方は、アルコール中毒に対してはもっと早くから存在していたが、一八八〇年代にこれがモルヒネ中毒にも飛び火していくのである。

この二つの病理の（やや強引な）同一視を可能にしたのは「デジェネレッサンス」（変質）にまつわる学説だった。もともとはB・A・モレル（一八五七）が提唱し、マニャンによって継承されたこの概念は、ごく簡略化して述べるならば、親から子へと悪しき形質が遺伝して、ゆくゆくは人類に退化をもたらすと主張していた。一九世紀はラマルクやダーウィンに代表される進化論学説がヨーロッパで流行し、遺伝研究が各分野で注目を浴びた時代でもある。そうした学問的背景にも支えられ、「酒飲みの子は酒飲みになる」(アルコール中毒は遺伝する)といったデジェネレッサンスの学説は力をもったのだった。一九世紀の末にはモルヒネ中毒も――渇酒症、広場恐怖、窃盗症、賭博癖、性的倒錯等々と同列に――このデジェネレッサンスの病(変質性精神障害)の一つに数えられていく。

その一方で、犯罪学や刑法学の分野でも大きな変化が起こっていた。一八世紀のベッカリーアやベンサムに代表される古典派刑法学から、ロンブローゾとその弟子たちに代表されるイタリア学派犯罪人類学(および新派刑法学)へと時代の潮流が移っていくのである。古典派刑法学があくまで「犯罪行為」(何をしでかしたか)に軸足を置いていたのに対して、新派刑法学で主な分析対象となったのは「犯罪者」(その性格や気質)であり、その人物の危険度や反社会性の測定が試みられた。過去の犯罪者データの集積を参照して行われたこの新しい研究方法は、たしかに現在のプロファイリングに連なる実証科学的な手法ではあったものの、分析精度の低さや遺伝研究および優生思想との強い結びつきといった弱点を抱えていた。そうしてロンブローゾらは「犯罪者の子は犯罪者になる」(犯罪は遺伝する)という悪名高き「生来性犯罪者説」へと辿り着き、投獄されている犯罪者たちの去勢さえ主張するようになる。

一八八〇～一八九〇年代にかけての時期に、主に専門家たちの間で、薬物中毒者は反社会的な危険人物であり、また潜在的な犯罪者であるといった言説が醸成されていったのは、こうしたかなり特殊な背景（コンテクスト）に支えられてのことだった。同時に薬物中毒は、上述のように子孫にまで悪影響を残す遺伝性（デジェネレッサンス）の病であるとも主張されるようになっていた。こうして薬物中毒は、他人に伝染する病（ないし未来方面へと感染拡大する疫病）のニュアンスさえ伴って語られるようになる。

念のため付言すると、こういった古い学説はもちろん現在では否定されている。しかしながら、これらの主張が説得力をもってしまうような時代背景が、当時のヨーロッパに存在していたのもまた事実だった。

ここでやや視線を上げ状況を広く鳥瞰してみると、一九世紀後半というのはヨーロッパにおける近代国民国家の完成期に相当している。諸国家連合だったイタリアが「イタリア王国」として一応の統合を見るのは一八六一年のことだ。またプロイセンを中心とした「ドイツ帝国」が成立するのは、普仏戦争後の一八七一年のことである。普仏戦争時にパリを陥落させられたフランスも、ドイツに対抗する形でナショナリズムを高揚させていく。各国において「国民」たちの団結感を下支えしていたのは、迫り来る国家間戦争の影という当時のリアリティだっただろう。

こうした状況下で、近代化や産業の発達など、国家の進歩発展に貢献する（であろう）事象に高い社会的価値が置かれたのは、ある種自然なことだったといえるかもしれない。だがその裏側で、アルコール中毒や薬物中毒が「社会（国家）にとって危険である」という理由で非難の対象となっていったのもまた事実である。このように薬物中毒者への非難のまなざしの発生は、当時のナショナリズムの高揚や進歩史観と表裏一体の関係にあった。当時の公衆衛生学にとっても、将来的に国家の弱体化に結びつきそうな諸現象は、社会全体の健康状態（健全性）を向上させる「正常」な現象ではあり得ず、だからこそ薬物中毒も「病理的」で異常な何かと見なされたのである。

❖薬物中毒の犯罪化——第一次世界大戦と一九一六年法

一般社会に視線を転じると、専門家たちの警告にもかかわらず、二〇世紀の初頭においてなお、ヨーロッパ社会は薬物の個人的使用に関して比較的寛容だった。フランスでは一八四五年法とその後継である一九〇八年の政令で、危険薬物の販売等は法的に禁止されてはいたものの、パリのいくつかの区画では、阿片、モルヒネ、コカインといった物質を容易に入手することが可能だった。

大きなターニングポイントとなったのは、疑いなく第一次世界大戦（一九一四—一九一八）である。鎮痛剤としてモルヒネが、また兵士の士気を向上させる目的でコカインが、それぞれ大量に消費されたためだ。国際社会において（現在に近い形で）ドラッグに対する法的規制が要請されるのは、第二回国際阿片会議（ジュネーヴ）で締結された「危険薬物に関する条約」（一九二五）の時だったが、それに先駆けてフランスでは、戦時下に議会を通過した一九一六年七月一二日の法（「阿片、モルヒネ、コカイン等の有害物質の輸入、販売、所持、使用に関する法律」）で、ドラッグの個人的使用の犯罪化に踏み切っている。

直後に出される一九一六年九月一四日の政令の前文には、「これは何よりも国益の問題である」と謳われており、それまでの法制度が薬物使用の拡大を食い止めるのに無力であること、医療的貢献も大きいので完全に販売禁止にはできないこと等の理由によって、中毒患者たち個々人にかかわる規制も必要不可欠になったという一九一六年法の制定趣旨が述べられている。(6)(7) その後、嗜好品としてドラッグを嗜んでいた一部の知識人や芸術家たちからは激しい反発の声もあったが、むろん議会の決定を覆すには遠く及ばなかった。こうして薬物中毒者は、患者であると同時に「犯罪者」となっていったのである。

一九一六年法による薬物使用の犯罪化という出来事は、単に戦時下におけるモルヒネやコカインの消費量増加によってのみ起こったわけではない。それまでの時期に、すでに薬物への危険視が成立しているという下準備が整っていたからこそ可能だったのである。もう少し具体的にいえばそれは、公衆衛生学の発達、デジェネレッサンス学説の出現と再評価、犯罪学と司法における社会防衛の重視と「反社会性」への着目、戦争の足音とナショナリズムの高揚といった諸要因が、複雑かつ重層的に絡み合ってなされたのだった。このように、ドラッグの犯罪化が成立するまでのプロセスを丁寧に見ていくと、薬物の危険性が医学的に発見されたためというよりは、医学以外の領域での変化、とりわけ社会的要因からの影響による部分が大きいことが確認できる。

さらに一歩踏み込んで指摘しておくならば、ここで隠れた鍵となっていたのは、「優れた遺伝子のみを後世に残そう」という優生思想（仏 eugénisme）の影響である。フランス公衆衛生学は一八二〇年代の末より、すでに社会改良と人類完成化（改良）計画（仏 perfectionnement de l'homme）を目標に掲げていた。デジェネレッサンス学説も生来性犯罪者説も、子孫への遺伝的な悪影響を強く警戒していた。一九世紀のヨーロッパとは、ホロコースト以前の世界、すなわち優生学的な考えが否定されるより前の世界だったのである。当時の優生思想はさらにナショナリズムと結びつくことで、社会的排除の肯定に容易に肩入れできる状況にあった。

ドラッグの犯罪化のプロセスは、あくまでこうした当時の歴史的文脈にしっかりと埋め込まれた形で進行したのであり、それと切り離して考えることはできない。現代の我々は、どうしても（社会制度として残存する）法律の条文のみを見ることになりがちだが、ドラッグの犯罪化は、使用者個人の心身へのダメージを慮ってなされたというよりは、反社会性（他の犯罪に走る潜在的可能性）、子孫への悪影響、ひいては国家の滅亡といったものへの懸念を背景としてスタートしたのだった。さらにその背後には、社会的排除を肯定する優生思想が張りついていた。

現代の薬物依存者（dependent）も含め、ドラッグ犯罪化以降の薬物中毒者は、一方では依存症という病の患者であり、他方では法を犯した犯罪者であるというように、社会的には二重に定義づけられている。メディア報道等において、これらのうち後者の側面がしばしば過剰にクローズアップされ、前者が忘れられがちになる傾向が存在するのは事実だろう。しかしながらこれは、上述した排除の系譜に連なるものであり、けっして看過されるべき事態ではない。繰り返しになるが、その排除と偏見のルーツは、隠れた優生思想と（現在では否定された）古い遺伝病の学説にあるのである。

歴史的に見れば、薬物そして薬物中毒者に対するまなざしは、時代によって大きく変化してきた。ただしその犯罪化のプロセスに、社会的要因が大きく関与しているとするならば、社会（制度）を変化させることによって、あるいは我々一人ひとりのものの見方を変えることによって、状況を変えていくことは可能であるはずだ。すなわち薬物依存者を、逸脱者や犯罪者として排除する方向ではなく、治療とケアの対象として包摂していくような社会を目指すことは、十分に可能であるだろう。

これは何も薬物問題に限られた話ではない。今日、刑事司法における厳罰化傾向や社会生活全般における他者への不寛容の進行は、日本のみならず世界各地でみられるありふれた現象となった。しかしこのような時代であるからこそ、一度立ち止まって、知らず知らずのうちに日々行われている静かな排除について、我々一人ひとりが刮目して批判的に再考するような態度が極めて重要となってくるのである。

［1］本章は拙著『ドラッグの誕生』（二〇一九）の内容に準拠している。なお、一九世紀の西欧でその存在を知られていたドラッグは、阿片、大麻、モルヒネであり、一九世紀末にはここにコカインとヘロインが加わる。二〇世紀以降の発明である合成麻薬（ＬＳＤや覚醒剤など）は、当時まだ存在していない。

［2］コールリッジやトマス・ド・クィンシーの作品[8]に記述がある。ただし真の意味で阿片の災禍に見舞われていたのは、三角貿易の被害者だった中国である。パイプによる吸引という摂取法が、丸薬の嚥下とは比較にならないほど危険だったこともあり、非常に多数の依存症患者が生み出された。

［3］当時の西欧において、ヒ素は梅毒の治療に広く用いられていた。

［4］購入の際に医師の処方箋が必要となり、イギリスのように薬局で気軽に入手できるものではなくなった。

第3章

薬物依存症からの回復のターニングポイント

ダルクのエスノグラフィ

南　保輔　社会学

薬物依存症はたいへんにやっかいな病気である。「治る」ことは一生ないといわれている。だが、「回復」は可能であり、健康な社会人としての生活を送っているかつての薬物依存症者は少なくない。この困難な薬物依存症からの回復において、大きなはたらきをしていると精神科医や司法関係者から評価されている団体としてダルクがある。

本章は、薬物依存症からの回復施設であるダルク（ＤＡＲＣ）を取り上げる。一九八五年に最初のダルクが開設され、二〇二〇年に三五周年をむかえた。今では日本全国六〇ほどの団体があり、合計で約一〇〇〇人が共同生活をしながら回復に取り組んでいる。

薬物依存症からの回復の道のりは長く、平坦なものではない。その最初の期間をダルクですごす回復者は多い。本章ではそのような人たちのすがたを描くことで、薬物依存症に苦しんでいる人への朗報（メッセージ）となるとともに、社会の人々が薬物依存症を理解する一助となることをめざすものである。

❖エスノグラフィとは

社会を対象とする科学である社会科学の調査法の一つとして「エスノグラフィ（民族誌）」がある。ある集団や組織について包括的な記述をめざす調査法であると同時に、この方法を活用した作品も指すことばである。具体的には、参与観察といわれる、現場の人々にまじってその活動にかかわりながらの観察を行う。インタヴューで調査者が質問を投げかけ回答を引き出すこともなされるものの、「ありのまま」を調べることに重点が置かれる。人々の様子をその現場で見聞するため、「ウソ」や自己呈示(1)の影響の少ない「ありのまま」に迫ることができる。

その一方、現場で調査をしても調査者が見聞できないことは多い。入寮施設での生活や、NAミーティング、そこへの行き帰りの様子などはインタヴューで聞き出すしかない。また、すでに起こってしまった過去の事柄は、本人などから語ってもらうかたちでしか知りようがない。どんな子ども時代だったのか、学校では友だちと仲良くしていたのか、「不良」仲間からどのようにシンナー（有機溶剤）に誘われたか、といったことは調査者が直接見聞することはできない。

本章は「エスノグラフィ」と銘打っている。ダルクでの生活の全体像を描き出すことをめざしている。調査者として筆者が直接見聞したことに加えて、インタヴューや文献資料など、利用可能なものはなんでも使っている。ただし、紙幅の都合で、エスノグラフィに典型的とされる場面の詳細な描写は含まれないことをお断りしておく。薬物依存症からの回復とダルクについてさらに知りたい読者は、南や相良らの文献[2][3][4]も参照してもらいたい。

❖薬物依存症からの回復の困難

薬物依存症からの回復と一口にいっても、それがどのようなものであるかは人によって異なっている[5]。そもそも薬物依存症となった経緯や、「依存」の深刻さも各人各様である。多くの人が「生きづらさ」から逃れて「生きのびる」ために薬物に依存するようになっているとの議論もある[6][7][8]。

筆者たちのダルク研究会は、かつてインタヴュー調査に基づいて一四人のダルク利用者の回復のすがたをまとめた[9]。調査協力を得た二〇一二年の時点でこの一四人は薬物やアルコールの使用がとまった「クリーン」の状態であった。だが、この一四人についても、以下の二点で回復の困難を言うことができる。まず第一に、その後約七年が経過した二〇一九年末の時点で消息がわかる一二人のうち、クリーンが続いているのは四人のみということだ。一人は逝去し、一人は消息不明である。残りの八人は薬物あるいはアルコール使用があった。のちにくわしく取り上げるBさんはそのうちの一人である。刑務所に入った人は三人いる。

第二は、調査時の利用が初めてのダルク利用だったのは、一四人中七人にすぎないということだ。依存症が深刻で「手に負えない」状態になって、初めてダルクにつながり、利用者となる人が多い。刑務所出所後にほかに行くところがなかったという人もいる。しかし、「どん底」状態で、すがる思いでダルクに入寮しても、最初のダルク利用の機会にすっぱりと薬物をとめてしまえるということはほとんどない。

このように薬物依存症からの回復は困難なものであるが、だからこそダルクの果たしている役割は大きいといえる。入寮施設であるダルクは、二年間の標準プログラムを設定している。ダルクでの二年間が回復に向けての大きな一歩、ある意味ターニングポイントとなっているということをまず確認しておきたい。

❖二つのダルクとNA

筆者たちのダルク研究会は、大都市圏にあるXダルクとYダルクを中心に調査をしてきた。ダルクは、それぞれの団体が独立して運営されている。活動している地域の事情もあり、プログラム内容にはかなりのばらつきがある。そのなかでは、Xダルクはダルク創設者である近藤恒夫の影響を強く受けている。Yダルクも基本は同じだが、同時に新しい試みを積極的に取り入れている。本章では、これら二つのダルク、とりわけYダルクの事例を中心として論じていく。

Yダルクは比較的新しい団体である。Xダルクに入寮しその後Xダルクでスタッフをしていた Aさんが一〇年ほど前に開設した。当初は一軒家を借りて、そこで寝泊まりするとともに、ミーティングなどの活動も行っていた。ほかの場所にデイケア施設をもったのは三年ほど前のことである。

薬物依存症からの回復にとって重要な組織として、NA（Narcotics Anonymous）がある。NAは、AA（Alcoholics Anonymous）を嚆矢とする自助グループの一つであり、12ステップを中核とするプログラムを実践している。その教えは「ベーシックテキスト」と呼ばれる文献[10]にまとめられている。ダルクの回復プログラムは、NAの12ステッププログラムを基盤としている。

ダルクのプログラムの中心は、NAでよく行われる「言いっぱなし聞きっぱなし」ミーティングである。創設当初のダルクでは、「一日スリーミーティング」といって、毎日三回のミーティング出席が課されていた[11]。午前と午後はダルクでミーティング、そして、夜のNAミーティング、というわけである。

そのためダルクでの回復にはNAミーティングが不可欠である。NAミーティングは、NAメンバーが開設し運営する。毎週ある曜日に決まった会場で開かれる。仕事が終わってから参加できるように、午後七時から一時間半開かれることが多い。メンバーは会場を借りて、使用料を支払う。設営や撤収も手分けして行う。

Yダルクが開設された地域にはNAミーティング会場はなかった。月曜日から金曜日まで毎日夜のミーティングをするためには五ヵ所のミーティング会場が必要となる。Yダルクのスタッフと入寮者は、分担してNAミーティング会場を開設し運営してきた。

❖ Yダルクのスケジュール

それでは、ダルクの利用者はどのような毎日を送っているのだろうか。Yダルクのスケジュールをその資料にしたがって紹介しよう。

月曜日から金曜日までは、午前九時三〇分からデイケアでの活動が始まる。入寮施設で朝食をすませて、徒歩一五分ほどのデイケア施設にやってくる。一〇時からのミーティング開始の前に清掃をして、生活費や処方薬を受け取る。

午前一〇時から一時間のミーティングは、NAスタイルの「言いっぱなし聞きっぱなし」である。「テーマに沿って自分が過去どうであったか正直に話をし仲間の話に耳を傾け共感を得」る。その後、午後のプログラムまで昼休みとなる。近くの商店街で買い物をして昼食をすませる。外食をする者もいるし、お弁当を買ってくる人もいる。ご飯を炊いておかずだけ買ってくる人もいる。

午後のプログラムは一時三〇分から三時までである。Yダルクでは、午後のプログラムは曜日ごとに決まっている。月曜日はボランティア活動、火曜日はスポーツあるいはヨガ、水曜日はSMARPP、木曜日は「ワークブック」、金曜日はエンカウンターグループ、である。ボランティア活動としては、近くの駅前清掃をしている。スポーツは公園や体育館でソフトバレーボールをしたりする。ヨガはデイケアに外部講師が来て行う。

水曜日のSMARPPは、認知行動療法のプログラムの一つである。「依存症の知識を深め学ぶ」ことが狙いで、精神科医の松本俊彦が中心となって覚醒剤依存症者向けに開発された。毎週一回の実施を想定して、全一六回や二四回、二八回といったテキストがある。Yダルクではそのうちの一六回版を使っていた[12](市販されているものとして松本ら[13]がある)が、二〇一九年に助成を受けて、近隣のいくつかのダルクと共同で独自の二一回版テキストを作成した。

木曜日の午後は、ワークブック[14]を使ってNAの12ステップを学ぶ。ダルクでは12ステップのうち、以下のステップ1からステップ3[10]を重点的に学んでいる。

ステップ1　私たちは、アディクションに対して無力であり、生きていくことがどうにもならなくなったことを認めた。

ステップ2　私たちは、自分より偉大な力が、私たちを正気に戻してくれると信じるようになった。

ステップ3　私たちは、私たちの意志といのちを、自分で理解している神の配慮にゆだねる決心をした。

自身の無力を認め、偉大な力を信じ、その配慮にゆだねる、ということが強調されている。これらが回復の第一歩であり、ダルクではこのことを繰り返し学ぶ。

金曜日に行われるエンカウンターグループは、「当事者の抱える問題を質問形式で深め気付き共感してい」くものだが、少し特殊な使われ方もされている。後述するように段階を上がるのを決定する機会ともなっている。

その後、午後四時頃にデイケアでの活動を閉じる「クロージング」というミーティングがあり、「一日の振り返り、意見要望、アファメーション（感謝の気持ち）を確認」する。午後の活動後クロージングまでは「セルフケア」や就労活動にあてられる。その後は午後七時からのNAミーティングに向けて出かけていくことになる。

土曜日は、午前中に「ハウスミーティング」を入寮施設で行う。「週間プログラムの確認や希望、要望、注意事項、困っていることなどを話し合」う。週末も夜のNAミーティングに行くことになっているが、それ以外の時間は「セルフケア」となっている。

この「セルフケア」というのは、利用者が一人ひとりですごす時間である。音楽を聞いたり、テレビを観たりしてすごす人が多い。ダルクでの生活は「仲間」とともにあることが中心となる。

そんななかで、一人の時間をもつということも重視されている。

週末には、ほかのダルクと合同の行事が入ることもある。ハイキングに行ったり、野外バーベキューをしたりする。Yダルクでは、その月生まれの入寮者の誕生日を祝うために毎月最終土曜日のお昼はカレーを作って食べるといったこともしている。夏には海に行ったり、冬はスキーとスノーボードに行ったりというレクリエーションもある。

❖段階を踏んでの回復

薬物依存症は、薬物に自己がコントロールされている状態であり、その回復の鍵は、自己の主体性を取り戻すことにある。主体性を発揮することが期待されている自己は、薬物への渇望によって適切な判断ができない状態に陥っている。回復に向けての大きなディレンマである。

薬物の支配から健全な主体性を回復することは、繰り返しになるが容易ではない。また、依存症となった背景や依存症の様態がそれぞれであるように、回復の道のりも一人ひとり異なる。このことを踏まえつつも、回復の時間的な変化を描くため、ここではYダルクが入寮者に示している段階表（図３－１）を紹介する。

Yダルクの段階表は、五つの段階を想定している（「ステップ１」などと呼ばれているが、本章では「ステップ」という言葉を避ける。12ステップの「ステップ」と混同されるおそれがあるからだ）。ここで

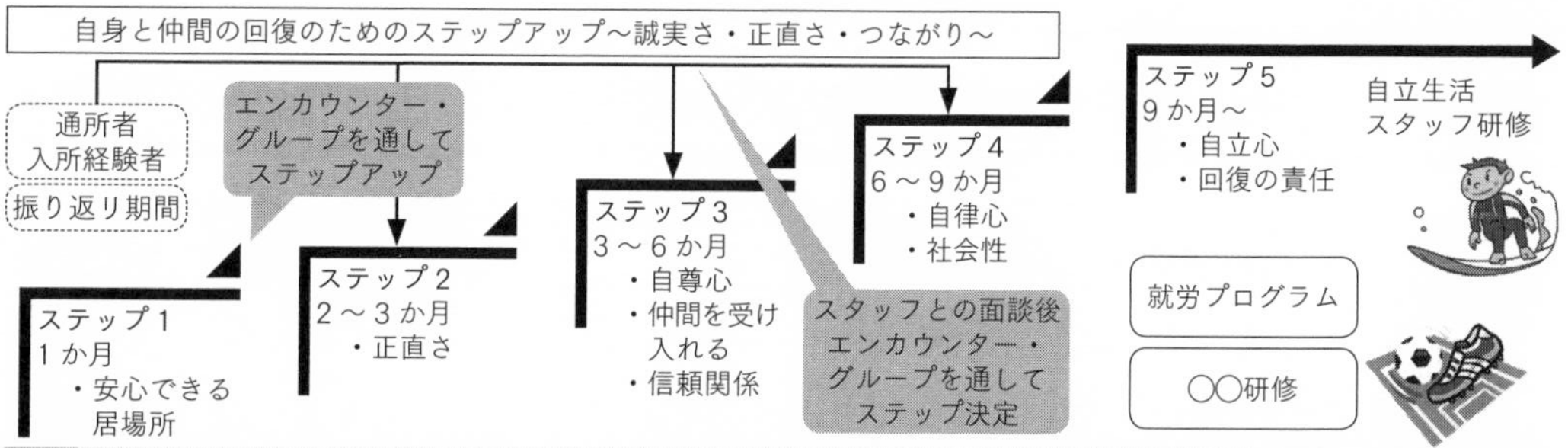

自由回復のための	行動	仲間と行動を共にする	一人歩き（要相談）	NA 週 1 回自由選択	他施設週 1 回自由選択	単独行動
	お金	日払い	日払い	日払い	週払い	月払いに移行
	楽しみ		事務所でのパソコン 図書館やジムなど 音楽プレーヤー	DVD（会員証） ネットカフェなど 葉書での発信	ミーティング後の NA メンバーなどとの交流 手紙での発信	携帯電話（施設名義）→個人携帯電話に移行
責任回復のための	プログラム	日常生活を営む	ミーティングの用意	ミーティングの司会 プログラムの準備・片付け 新しい仲間の担当	自助グループ引率 新しい仲間の担当 誕生日会の企画・運営	自助グループ引率 プログラム内のイベントの企画・運営 施設のイベント・プログラムのサポート
	生活		施設の買い物 タオル・ゴミ出し・米当番	買い出し・食事当番	食事当番のコーディネート 鍵当番	寮長 電話番

NG：薬物やアルコール使用・パチンコ・暴力・暴言　→ 振り返り期間（一定期間自由を手放す）

図 3-1　Y ダルクの段階表

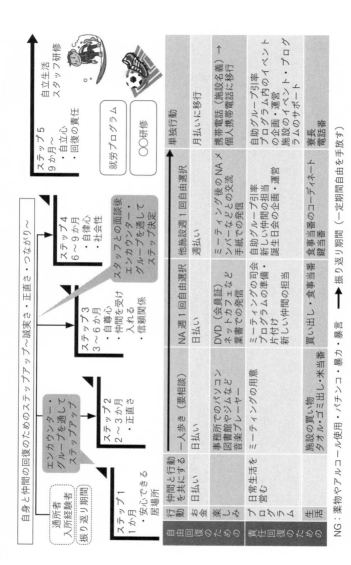

は、「回復のための自由」とされている、「行動」と「お金」の面を取り上げる。

「行動」としては、最初の一ヵ月は「仲間と行動を共にする」。一人で行動すると、薬物を入手して使ってしまう可能性が大きいからだ。二ヵ月めに入ると、スタッフと相談のうえで「一人歩き」を始める。三ヵ月めからは、NAミーティングに行くのに、週に一回自分の選んだ会場に行くことができるようになる。いろんな場面で単独行動をするようになるのが九ヵ月めである。

「お金」は、一日一五〇〇円の生活費をどのように受け取るかにかかわる。一度にまとまったお金をもつと薬物を買ってしまう可能性があるため、これを避けるような配慮がなされる。最初は「日払い」で、毎朝受け取る。六ヵ月めから週払いとなり、九ヵ月めに月払いとなる。

こういった「自由」の段階は、あくまでも「提案」としてダルクスタッフから提示される。回復していくために強く推奨される手段として提示・説明され、利用者本人が納得して受け入れて実践する。利用者には、提案にしたがわずに使ってしまう「自由」がある。だが、薬物をやめたいという気持ちがあれば、ダルクは受け入れる。ただし、回復の段階として提案できることは、その先達である「先ゆく仲間」が経験してうまくいったというものである。それを受け入れることができなければ、出ていく自由もダルクにはあるのだ。

❖ダルクとNAがもたらすもの

ダルクの入寮者は、精神科病院や刑務所からやってくる人が多い。生活保護を受給しながら回復の歩みを開始する。ダルクでの生活はあくまでも一時的なものであり、就労しての一人暮らしが目標である。ダルク退寮後の生活においてNAミーティングと12ステップが不可欠と考え、入寮中はNAに「つなげる」ことを重視している(11)。

Yダルクの段階表（図3－1）は、それぞれの段階での目標となるものをキーワードで示している。入寮一ヵ月めは「安心できる居場所」である。入寮二ヵ月からは「正直さ」、入寮三ヵ月からは「自尊心」「仲間を受け入れる」「信頼関係」の三つとなる。入寮六ヵ月からは「自律心」と「社会性」、そして九ヵ月めからは「自立心」と「回復の責任」となっている。

「正直さ」が求められるのは、とりわけ薬物への欲求についてである。欲求をまわりの人に正直に話すことが、使用の歯止めとなる。欲求があるのにそれを隠すと、再使用につながってしまう。「仲間」は薬物への欲求を伝えると、その対応策を教えてくれる存在だ。欲求の苦しさを知っており、その気持ちに共感してくれる。だからこそ、NAとダルクにおいてはフェローシップが何よりも大切とされている。

薬物依存症者には、自尊心の低下がみられる。薬物使用につながる要因であると同時に、薬物使用で犯罪者となったことの帰結でもある。そのために、健全な自尊心を育むことが回復には欠かせない。Yダルクでは、「誠実さ」と「正直さ」、そして「つながり」をつくり育んでいくことが回復にとって不可欠と考えられている。回復段階は、これらを順を追って達成していけるように考えられている。健全な主体性はこのようにして構築される。

❖Bさんの再使用と再入寮

本節では、ダルク利用者Bさんの再使用と再入寮の事例を取り上げる。薬物依存症からの回復が困難なものであること、にもかかわらず、あるいはそれゆえにこそ、ダルクが再使用者に寄り添い続けているあり方を示すためである。

男性で五〇歳台前半のBさんは、一〇年ほど前に初めてダルクにやってきた。入寮中うつになったこともあり、XダルクとYダルクに通算七年ほどいて退寮した。ダルクに最初に入寮したときから生活保護を受給していた。退寮後はYダルクのそばにアパートを借りて、毎日ダルクに通所する生活をしていた。一年ほどして仕事をはじめ、最初の仕事は五ヵ月でやめた。次の仕事をすぐに見つけて、八ヵ月働いたところで人間関係がうまくいかずにやめることになった。つぎに便利屋の仕事について、五ヵ月ほどして飲酒が始まり、覚醒剤の連続使用となった。

再度Yダルクに入寮していたが、入寮中も飲酒と覚醒剤使用がとまらず、解毒入院ののちに地方の山中にあるZダルクに移り、そこでようやく安定した生活を送るようになった。

(1) Bさんのスリップ

NAメンバーが依存薬物とアルコールを使わないでいることを「クリーン」と呼ぶ。そして、使ったり飲んだりすることを「スリップ」という。Bさんは、Xダルクの利用者となってしばらくは飲酒していたが、そのうちに飲酒もとまった。Bさんが六年以上維持してきたクリーンを破り飲酒したのは、仲間とのトラブルが原因だった。

Bさんは、Yダルクを退寮後三つの仕事をした。飲酒をしたのは、二つめの仕事のときである。飲酒をした当時の仕事の状況を尋ねたときの回答が以下のものである。

注：Bさんとのインタヴューは、二〇一九年一一月にZダルクで行った。南の相槌発話は省略している。インタヴュー引用中の（ことば）は聞き取りが確定できないことを示す。（　）は聞き取り不能を示す。《　》は南による注記である。

B：仕事もねぇ、もう早出残業あたりまえだったんで。でシフトもバンバン入れられて。わたしだけがひとりみで、あとのひとたちはみんな、あのう、所帯持ちとかシングルマザーとかだったんで、どうしてもわたしが、駆り出されることが多くて。で、わたしも、「いや役にたってるよ」とか、「必要なひとなんだよ」とか言われると、気分よくなっちゃってぇいいひとを、ね。無理して。ね。「いいですよ。いつでも、いいですよ、ゆってください」ってかんじになるんですよね。そういうのもあったと思います。はい。

生活上のストレスがスリップのきっかけになることはよく知られている。Bさんも当初は仕事量を抑えるようにしていた。それが、飲酒をした頃はかなりの仕事量になっていたようだ。このときの飲酒は一度で収まった。その後、人間関係上のトラブルで二つめの仕事をやめた。幸い三つめの仕事はすぐに見つかった。だが、三つめの便利屋の仕事は二つめのものよりもさらにストレスがたまるものだった。

B：そうですねぇ。もう、朝始発で家でて、帰り終電で帰れないぐらいなっちゃって。お仕事の休みの日も、週に二回とか、三回とかあったんですけど、でたん、便利屋さんだから、単発でお仕事はいっちゃったりとか。まあ、あとは、（　）とか、ほんとに仕事のストレスで、両腕がしびれだしちゃう。ていうのは、右手が動かなくなっちゃって。で、そういうこともあって、あのう、三、四回、こういう事情だからやめたいから、やめさしてください、もう半泣きしながらゆったんですけども、やめさしてくれなかったです。「ひとがいないから」って。「ひとが、できるまでやってくれないか」って。まとてもいい、わたしから見たらいい社長さんだったんで、はい。なすがままにしてました。そういうストレスが。たらこんどは、そうなると、わたしも人間なんで。社長がわるいんだって。会社がわるいんだって。もちろん、自分も点検して。ま、最後に、最後になっちゃいましたね。自分も悪いとこがあったな。いやあでも、（　　）にシフト入れたり、やめさしてくれない。社長が悪いんだって、使ってもいいんだって。使っちゃいました。

Bさんは、やめていたタバコを吸うようになった。そして、飲酒が始まり、最後に覚醒剤の使用ということになった。すぐに覚醒剤の連続使用となり、その購入代金のために当たり屋までやるようになった。

Bさんをスリップに追い込んだのは、仕事の忙しさからのストレスだけではない。忙しさゆえに通院の時間もなくなった。そのために、毎日七種類飲んでいた処方薬も飲まなくなっていた。

⑵ Bさんの再入寮

Bさんは、以前にも入寮していたYダルクに再入寮した。だが、すぐには薬物はとまらなかった。

南：そのう、入寮してもすぐにはやっぱとまらなかったのは、

B：とまらなかったですねぇ。

南：それは、

B：やっぱお酒ですね。飲みたかったのは。で、お酒を飲むと使いたいんですね、クスリ《覚醒剤のこと》も。だから、使ってました。もう、十何年前に最初に、Xダルクに入寮して、した、ベビーの状態といっしょですね。また戻っちゃって。

Bさんのことばで注目してもらいたいのは、「お酒を飲むと使いたい」という部分である。依存薬物への欲求はシラフの状態ではそれほど強くない。だが、飲酒をするとそれが強くなるということである。もう一つは、「ベビーの状態」という表現だ。欲求を制御できない、まさに「依存症」の状態を指すものと思われる。

Bさんは、二〇日間の解毒入院後、Zダルクに移ることになった。

南：で、ここにいらしてどうですか。Zは。

B：Zは、とってもいいです。

南：そうですか。

B：はい。ほんとに、A《Yダルクの施設長》たちに、Yの仲間に、Zっていう、いまのわたしが新しい仲間たちといっしょにプログラムができるいい場所を、ほんとに安心、安全で、楽しくプログラムができる、使わないでね。場所を提供してもらった（と思います）はい。ありが（とう）。感謝しなきゃいけないですね。

筆者南がBさんに会ったのは、BさんがZダルクに移って二ヵ月あまりが経過した頃だった。覚醒剤使用中は食欲がないために、やせる人が多い。一時期は一〇キロ以上やせたというBさんの体重は以前に戻り、元気そうだった。

Zダルクは地方の山中にあり、最寄りの市街地まで車で三〇分以上かかる。街なかにあるYダルクと違って、Bさんが一人で出歩くことはできない。アルコールも覚醒剤も買うことができない環境である。「安心、安全」というBさんのことばはこのような環境を指している。

Bさんは、飲酒と覚醒剤使用の欲求はほぼ毎日感じている。

B：あと、クスリを使いたいっていうときも、ほとんど毎日ありますね。

南：あぁそうですか。

B：でもねぇこんどは、いままでひとりで使ってたじゃないですか。みんなで（アルコールを）飲んでみたらどうなるんだろうとか、みんなで（覚醒剤を）使ったら楽しいんじゃないかな。だから使ってみたいっていうのもあるんです（けど）。でもうまく使えないっていうのも、わかってます。

南：はいはいはい。

Ｂ：あともうひとつは、もうひとりの自分は、使いたくないっていう自分はある。だから脱走しないで（ここにいるんです）。

Ｚダルクでの生活は忙しい。午前中のミーティングや午後のプログラムはＹダルクと同じだが、そのあいだの時間にもいろいろなアクティビティが入っている。夜のＮＡミーティングと病院への通院のときだけが、街に出ていく機会である。そのときにおやつなどを買ってくるのが楽しみとなっている。つねにほかの入寮者「仲間」とともにある。一種の相互監視のような状況だが、それに支えられて「今日だけ」使わない、飲まないという日々を送っている。そういう毎日の積み重ねが、欲求の沈静化につながっていく。

(3) 将来の夢

Ｂさんは、Ｚダルクに最低一年は入寮することになる。その先のことはまだまだ考えられない。だが、そんなＢさんにも将来の夢ができた。ＹダルクのスタッフをしているＣさんが、将来地元でのダルク開設をめざしている。そのスタッフとなることである。

南：そのう、あれですかあのう、将来のこととか、

Ｂ：あ、将来、ひとつ夢ができたんですよ、先生。

南：はい、はい。
B：まあのう、Cがね、Cの地元に、○○（地名）に、新しいダルクをつくりたいから、Bよかったらそこで手伝ってくれないかってゆわれたんです。「わかった」って。「わたしでよかったらお願いします」って。いっしょに、はい。やりたいなって。

Cさんの開設するダルクのスタッフになるという夢に向けて、Bさんは日々の生活に向き合っている。スリップのときには、スポンサーをはじめとする仲間（周囲の人間）にうまく相談することができなかった。仕事のプレッシャーを一人で抱え込んでしまった。

南：でもいまはここで、
B：そうですね。はい。もう、ひとりで、がんばることとやめて。無理することやめて。
南：あぁぁぁ
B：はい。仲間として、仲間のみんなといっしょに、はい。プログラムを、ゆっくりあせらず、きょうだけやっていこう、やっていってます。

その反省から、「ゆっくりあせらず」「やっていってます」というのである。
以上、Bさんのスリップとダルク再入寮の様子を紹介した。薬物依存症にとって再使用は特別なことではない。そんななか、使わない期間を「今日一日」ずつ積み重ねていく。ダルクは、依存症の重篤な状態にある人たちにとっての回復のターニングポイントの場所となっている。

❖ダルクの直面する課題とこれから

一九八五年、近藤恒夫という薬物依存症者がロイ・アッセンハイマー神父というアルコール依存症者の助けを得て、最初のダルクが創設された[11][15][16]。その後ダルクは全国に広がり、医療や福祉、司法の関係者からも認められる存在となった。「治る」ことはないといわれている薬物依存症から「回復」した人々を多く生み出してきた。

とは言うものの、繰り返しになるが、最初のダルクを円満退寮して、その後まったく再使用がないといった回復のかたちはほとんどみられない。何度か、あるいは何度も再使用とダルク入寮を繰り返しながら、少しずつ薬物から遠ざかっていくのが多くの回復者の歩む道である。そのような人々をダルクは受け入れて支え続けてきた。

そんなダルクについて三点を指摘してまとめとしたい。一つは、回復者のかなりがダルクスタッフになっているということだ。薬物依存症の当事者だからこそ依存症と回復の困難と苦労を理解し、支援することができる。だからこそ苦労と心労の絶えないスタッフ業務が務まるのであろう。その一方、依存症と格闘する仲間と毎日接しているからこそ、自身が薬物使用から遠ざかっていられるという面もある。しかし、ダルクスタッフという職のポジション数は限られている。「ふつう」の仕事をして、社会で生活していく人を増やしていくことが課題の一つであろう。

二つめは、重複障害をかかえる人たちへの対応である。統合失調症や発達障害をもつ薬物依存症者でダルクを利用している人たちがいる。障害をかかえるがゆえの生きづらさを緩和する目的で薬物を使うようになったという人も、薬物使用の結果、薬物性統合失調症を発症したという人もいるようだ。ダルクには、NAの12ステッププログラムがあまり効果的ではない人たちが一定数いるが、重複障害をかかえる人たちはこのかなりの部分を占めているように感じられている。

XダルクやYダルクのスタッフ、また専門職支援者である精神科医などのあいだでは、こういった人たちの回復をどのように支援するかが近年議論されている。YダルクなどでSMARPPが行われるようになったのは、このことが関係している。NAの「言いっぱなし聞きっぱなし」ミーティングで人の話を聞いて、自分のことを話す、というのは、なかなかうまくできるようになるものではない。障害をかかえる人はとりわけそうである。依存症のメカニズムや対応策についての知識を教えるSMARPPは、回復の初期段階にあらゆる人に効果をもたらすものと期待されている。

第三に、利用者の高齢化がある。近年、六〇歳台や七〇歳台の利用者が増えてきている。薬物関連の問題のみならず、そのほかの生活全般、そして死亡時の葬儀などを支援することもある。高齢の依存症回復者を支援するかたちをどのように作っていくかも、これからのダルクが直面する課題である。

ダルクは、三五年におよぶ活動を通じて、医療や司法、福祉の関係者にも理解され、頼りとされるようになってきた。当事者としての意識とこれらのネットワークを通じて、これからも薬物依存症者とともにあり続けることが期待されている。

第4章

生き延びるためのアディクション

ただ〝やめる〟だけで終わらない支援

大嶋栄子　社会福祉学

❖依存症者（アディクト）を取り巻く風景

〈寸景1〉彼女は、片時もスマートフォンを手離すことがない。グループホームのベランダでタバコを吸いながら、ずっと誰かと話している。午前一時を過ぎて青白く光る液晶画面とにぎやかな笑い声は、寝静まった住宅街のなかでひときわ異彩を放つ。ツイッターで知り合った（一度も会ったことのない）誰かは、彼女いわく「友だち」なのだという。

〈寸景2〉部屋のなかは食べ物の袋や脱ぎ捨てた洋服であふれている。印鑑が見つからないのだが、どこから手をつけたらいいのか本人もわからないという。五分もしないうちに印鑑は諦め、オトコと待ち合わせ出かけていく。申請が必要な書類は提出されないまま、床に放置されている。
〈寸景3〉集中力が続かない。単純な作業だから飽きるのとは違い、別のことに気を取られている感じが表情からもわかる。就労系事業所での休憩時間になると、頭のなかを占める不安についてひとしきり話す。現実には何も起こっていないという事実には向き合わず、不安に飲み込まれている。不安を取り除いてほしいと、いつも話し相手を探している。

私が精神科病院で初めて依存症者（アディクト）と出会ったのは、一九八〇年代の終わり頃だ。心理教育、集団療法、そして「強歩」と呼ばれていた運動療法が、当時のアルコール・薬物専門病棟でのスケジュールだった。院内では毎晩のように、入院中の中年男性たちがグループで、近くの教会で開かれるＡＡ（アルコホーリクス・アノニマス）や断酒会へと出かけていった。病棟には活気があり、担当医を中心に看護師、ソーシャルワーカー、作業療法士、臨床心理士らが治療チームを組み、それぞれ担当するプログラムで誰がどのような変化を見せているかを熱く語るだけでなく、再飲酒して戻ってくる人に関してチームが見過ごしてしまった課題は何か、長時間のカンファレンスが開催されていた。チームでかかわるという意識が高く、専門病棟では勉強会が定期的に開かれていた。

あれから三〇年が経過し、治療環境は大きく変化した。二〇一三年に改訂されたDSM－5では、それまで使われていた「依存」「乱用」に代わって「使用障害」という診断名となり、社会生活の障害が重視された。ICD－10における「物質の依存症候群」の診断基準では必須とされた「精神依存」も、チェック項目の一つでしかない[1]。早期発見・早期介入によって依存症の重症化を防ごうという動きは、アルコール健康障害対策基本法の制定を後押しした。また「完全に依存していた物質を断つこと」から回復が始まるとされてきた治療目標も、現在では物質使用がもたらす〝害を減らす〟ことの必要性が書籍として紹介され[2]、その意味するところが十分に浸透したゆえかどうかは別として、「使用する量や頻度の減少」をとりあえずの目標にする取り組みが始まっている[3]。

❖「生の営みの困難」への応答

冒頭の寸景三つは、二〇〇二年に立ち上げたグループホーム（リカバリーハウスそれいゆ）の、ごく最近の日常を切り取ったものだ。私は一九九九年に実践の場を精神科病院から地域へ移し、その後「さまざまな被害体験を背景にもつ女性の暮らしを丸ごと支える」をコンセプトにしたNPO法人リカバリーを立ち上げた。当時私が精神科病院で出会った女性依存症者たちは、アルコールや違法薬物、処方薬を乱用する背景に、多くの暴力被害体験を抱えていた。そのため、治療を受けてシラフになるのも大変だが、シラフになって退院してから彼女たちが直面する現実はもっと大変なのだと知り、そのような場所がほとんどないなら創るしかないと思った。

たとえば、入院で中断していた家事や育児がある。彼女たちの多くは、自分が依存症になったことに対し罪悪感を抱えている。だからブランクを取り返すかのように完璧に行おうと無理をする。また退院を待っていた幼い子どもたちは単純に喜ぶが、思春期にさしかかる子にとって、母親がやったこと（学校から帰ると泥酔して寝ている、スーパーで万引きして捕まる、汚れたままの洗濯物の山は放置、等々）はそう簡単に許せるものではない。夫や義父母は、再飲酒（再使用）を恐れながらも「家事や育児はおまえがやって当然」という無言の圧力をかける。パートで働く女性は、仕事を理由に生活の雑事から解放されるはずもなく、そのぶん過重な労働に、次第に疲れがたまっていく。今度こそはやめようと思って退院したのだが、休みたい、気分を変えたい、疲れた……誰にも自分のことを言葉にすることなく、彼女たちの再使用が始まる。

また、依存症は回復する病気であると医療機関で説明されても、自分が悪かったからこのような結果になったという思いを拭い去ることは難しい。実際のところ、私自身も、かかわった女性たちが周囲から非難の言葉を浴びせかけられる場面に何度も遭遇した。加えて精神科病院（クリニック）への通院は、今でこそ都市部で「あり得ること」の一つとして認識されるが、小さな街ではいまだに「隠すべきこと」なのだろうと思う。

さらに、シラフになることで彼女たちを襲うのは、繰り返されてきた暴力の残像だ。子ども時代を生き延びるなかで体験した殴られる痛みは過酷だが、同様に自分の存在を何重にも絡まるような言葉で否定されること、また自分の存在に関心を払われずケアの記憶をもたないといった「静かな暴力」がもたらす苦しみと哀しみは、身体の隅々に記憶されている。残像と言いながらもある種のリアリティを伴って、それらはいつまでも消えることがない。

かつて斎藤は、女性依存症者の治療／援助に関して重要な指摘をしている。習慣飲酒を背景に発症するとされていたアルコール依存症について、女性の場合には「状況反応としての飲酒、特に女性性の問い直しへの直面」と捉え、女性のライフサイクルに着目した。そしてライフサイクル上の節目で女性が抱えるジェンダー役割の葛藤や破綻といった危機の大きさが、依存症とリンクしていると指摘したのだ。[4] 彼女たちが飲む（使う）には理由《わけ》がある。その理由を話してくれるような関係は、まずは平安な暮らしを彼女たちに保障するところから始めるしかないと考えて立ち上げたのが現在のグループホームである。二〇〇二年当時も今も、入居者の大半が全国各地から行き場を失ってたどり着く。

ただ二〇一〇年を過ぎた頃から、利用者の様相は大きく変化した。背景にある暴力被害の痛みを自己治療する目的で、アルコールや違法薬物、処方薬やギャンブルなどのアディクション（依存症）を抱える女性が多いのは変わらない。しかし、シラフになって数年が経過しても、社会のなかに居場所を見つけられないのだ。グループホームでの暮らしの様子を観察していくと、人との接触が苦手でスマホでゲームをする、動画を見るなど自分の〝閉じた〟世界にいる時間が長い。

軽度の知的障害を伴う場合もあるが、一見するとどこにでもいるような若者で、精神的不調の内容としては不安感、対人緊張の強さ、不眠（ぐっすり眠れないという訴え）などでメンタルクリニックに通院し、働いた体験もなく、また「働きたい」という動機もあまり感じられない。

法人は二〇〇五年から、通所事業所（現在は就労継続支援B型）で「当事者研究」を行ってきたが、二〇一〇年頃から「自分の弱さを公開することへのためらい」とか、「他のメンバーからどういったフィードバックがあるかの恐れ」に代わり、そもそもその場で「何が話されているのか、わかっているようで伝わっていない現象」が頻回に起こるようになっていた。同じ言葉を話しているようだが、その意味世界や文脈にズレを感じる。「そうそう」と相槌を打っていたら最後はまったく違う話になって驚くといったグループでの出来事に遭遇するなかで、こうしたズレの多くが、いわゆる発達障害の特性と深くかかわるものではないかと学んでいくことになった。(5)

私が依存症者と出会った頃、彼らの多くが中高年男性で、「酒さえ飲まなければ普通の人」だといわれていた。しかしかかわり始めてわかったことは、「飲まなければうまく生きられない人」なのだという現実だ。とくに私の関心は、当時まだ圧倒的に少数だった女性の依存症者にあった。なぜここまでひどい飲み方（使い方）をするのか聞いていくなかで、先述した暴力被害の物語と出会うことになる。また、女性の依存症者は予後が悪いという治療者側の諦観があるように私は感じているが、その背景には女性に重くのしかかる性別役割分業、労働市場における賃金格差、安心できる治療（援助）環境の乏しさといった構造的な問題がある。これはどう考えても彼女たち個人に帰するものではない。だとすれば、ジェンダー不平等が現存するこの社会（環境）こそ、回復する（変化する）ことが必要なのではないだろうか。

G・コノプカにグループワークを学び、長く福祉援助職の養成に携わった窪田は、私たちソーシャルワーカーの仕事が、対象者のさまざまな生活困難に対応するものとして発展してきた経緯を踏まえ、暮らしと人生という二つのＬｉｆｅを掛け合わせるように、それを「生の営みの困難」への応答と呼んだ。[6] ただ〝止《や》める〟だけで終わらない支援は、具体的で専門的な生活支援を媒介として嗜癖問題からの回復を目指していく「生活支援共同体」（それいゆモデル）と命名されて、いまも試行錯誤のなかにある。[7]

❖「何が起こっているのか」から始める

コミュニティで仕事をしていると、いつも確認させられるのは「いま何が起こっているのか」をつかむことから援助が始まるということだ。たとえば依存症には再使用がつきものだが、本人が過剰服用した薬の種類や量、経過した時間、発見された時の状態を見て、どうするのかを判断し対応を決めなくてはいけない。時には使ったものが何なのかわからないこともある。明らかに酩酊しているがアルコール臭がない時はこちらにも緊張が走る。主治医にうまく連絡がつかないこともあれば、夜間だと明日の朝にかけ直すように言われることも多い（「それじゃ間に合わない」

と救急車を呼べば、何を飲んだか等々同行したスタッフが詰問調で対応され、冷たくあしらわれることも少なくない）。そもそもクリニックは、夜間はアクセス自体がまったくできなくなる。精神科救急センターは「かかりつけ医に相談しろ」と言うが、そうした手順はとっくに踏んで電話をしているのだ。そうこうバタバタしているなかで、ひょっこり本人が起き上がって周囲を慌てさせるなどということは珍しくない。法人で働くようになってスタッフたちが一様に言うのは、「何が起こっているのか」を正確に捉えることと、「どうするのか」に対してとりあえずの判断を自分が行うことへの重圧だ。

もう一つの緊張場面は、クライエントがフラッシュバックを起こした（起こしている）時である。まばたきするくらいの一瞬で気づかないこともあるが、何だか表情がぼんやりとしていて、さっきまでの様子と一変する時。息遣いが荒くなってきたかと思うと、あっという間に過呼吸が起こり、身体が小刻みに震えている時。何かがリマインダー（トラウマを想起させるもの）になっているのだろうが、それが何かは私たちにはわからない。ただ、本人が自分に何が起こったのかわからないと、そのまま薬物の再使用や自傷行為へとなだれ込む場合がある。だから、驚かせないように声をかけ、静かに落ち着くまで安全を守る働きかけを行う。

野坂はトラウマケアを、その役割と目的から三段階に分けて紹介している[8]。①一般的なトラウマの理解と基本的対応としてのトラウマインフォームドケア、②リスクを抱える人が対象で、被害の影響を最小限に抑え、健全な成長と発達の機会を最大限にするための支援としてのトラウマレスポンシブケア、そして③トラウマの影響を受けている人が対象で、特定の介入により人生を統合していく支援としてのトラウマスペシフィックケア、である。「生活支援共同体」は、構造としては①の役割を果たすのだが、部分的には②の段階でかかわることも多い。なぜならば彼女たちのリマインダーへの対処行動の一つが、薬物使用や自傷行為(危険なセックスを含む)であり、そのことを理由に援助から遠ざけられることがあるからだ。

薬物の再使用やフラッシュバックといったいわば緊迫する場面に限らず、「何が起こっているのか」をつかむ必要は日常にあふれている。

〈寸景1〉は、本人がスマホを常時スクロールしては誰かと話す場面だが、それを除くと、彼女が相手の目を見て会話する機会は本当に少ない。多動性が優位で注意欠陥の傾向があるメンバーは年々増えているが、せわしなく動く指先で見つける話し相手との軽快なやりとりと、目の前にいる人との会話の不成立という現実は、何を示しているのだろう。たまに話しかけて聞くと、SNSを介して薬物使用者のコミュニティとつながりがあるという。「使いたい時は使いたい」、決してふざけているのではなく、真面目にそう言っているのがわかる。ではなぜ、わざわざ使いづらいこの場で暮らすことにしたのだろうか。

〈寸景2〉は、幼少期から大人の都合に振り回され、人から人へと依存することで生き延びてきた人だ。自分の脱いだ洋服、飲みかけのコーヒー、タバコやライターなどを足の踏み場もないほど部屋中に撒き散らすメンバーは多い。彼女の部屋も、五分といるのも難しいほど荒れている。

物を探すのに一苦労するが、苦労するのはスタッフで、肝心の本人は涼しい顔だ。結果として自分が困るほう、困るほうを選ぶ。そうしながら時々こちらの顔つきを窺っているのがわかる。小さな贈り物で他のメンバーの気を引きながら、相手の境界に侵入する。援助関係はどう継続するのか、何はダメでなぜダメなのか。彼女に伝える言葉を探す。

〈寸景3〉は、月の半分以上、不安にとりつかれることで一日を終える女性だ。火のないところに煙は立たないというが、彼女の不安は到底火が起こりそうにないところにも着火してしまう。小さい頃から両親がきっちりと引いたレールを歩き、その見返りとしてだいたいのことが思い通りになった。しかし途中でそのレールから脱落してしまい、以降は自分への不甲斐なさと親への申し訳なさが入り混じって薬物使用が加速し、親が対応に疲れ果てて施設への入所となった。「〇〇したらどうしよう」という問いは、社会で起こっているすべての悪いことが自分に降りかかるのではないかという、なかば妄想めいた形にまで膨らんでいく。薬物使用はパタリと止まったが、耐えられないほどの不安はいつ襲ってくるのか、パターンがつかみづらい。

「止めるかどうかより、まずは何が起こっていて、当面どうするの?」。「生活支援共同体」ではいま、こうした日常の謎解きと問いかけにスタッフは多くのエネルギーを使っている。〝安全(セーフティ)〟について伝えるずっと手前で、私たちは彼女らと一緒に足踏みしているような気分だ。

❖女性依存症者の回復過程——変化したのか、見過ごしたのか

援助のフィールドを地域に移し、暮らしに目を向け、女性依存症者を中心に起こるさまざまな出来事と変化を手がかりに、彼女たちとの付き合い方を学んできた。先行研究に批判的検討を加えながら（とはいっても国内の研究は現在も少ない）、その成果をまとめたものが二〇一九年に上梓した『生き延びるためのアディクション』[7]である。そのなかで私は共同研究者である上岡と、女性の回復について次のように定義した。

第一に回復とは変化の継続である。嗜癖（依存症）とは女性にとって痛みや哀しみを逃すものであり、時間を止めるものだが、実は変化し続けることこそ「安定」を生む。したがって本人が生きる暮らしのなかで起こる変化に沿いながら、自身もまた変化し続けることが回復である。そして第二に、変化自体を受け容れること。第一の変化の継続性を可能にするには、この〝受け容れ〟が欠かせない。変化していくことへの不安を感じている自分を認め、それでも変化していく自分を信じ、そして変化に自分を委ねていく。つまり回復とは、何か最初から到達すべきゴールがあるのではなく、〝当たり前の暮らし〟を取り戻そうとする紆余曲折の繰り返しのなかに、その人なりの希望を見つけることである。（傍線筆者）

また当事者への聞き取り調査とフィールドワークの結果から、女性依存症者が回復していく過程に、「身体」と「親密圏」の二つが大きな鍵概念として関係していることを指摘し、その概念が回復の進捗に応じて変化する過程を三期に整理した。

第一期は「安全の構築期」である。限定的だが「安全」感覚を再認知し、人間関係の構築に向けて活動を始める。当然だが自己の身体に目が向けられ、それゆえ違和感や嫌悪感に苛まれやすく、全体的にはまだまだ脆い、崩れやすい時期である。

第二期は「主体性の獲得期」である。自分と他者の境界を意識するようになり、他者との差異にも気づく。また自分の身体をより深く認識することができるが、変化への恐れや混乱も大きい。この時期は過度な密着や依存がみられなくなり、物理的な距離があっても相手との関係や信頼に変化がないということがわかるようになる。

第三期は「親密圏の創造期」である。自分の身体をいたわりケアし、自分を否定せずに新しい親密な関係を創造する。嗜癖（依存症）で麻痺させていた現実をありのままに見つめていく時期でもある。過去の出来事から受けた影響が、いま現在の新しい社会関係で直面する課題とどう関連するかを整理し、異なる解決方法を模索する。

回復過程はあくまで援助の見取り図のようなもので、このように進むとは限らないし、個人の物語は多様で個別的だ。しかし「身体」と「親密圏」を手がかりに見ていくことで、本人と一緒に進んでいく方向を見失うことはなくなった。ただ、過程＝プロセスと表現することで、どうしても回復が「前に進んでいくもの」として捉えられがちになる。だが実際には、回復への取り組みが始まっても、「安全の構築期」に何年も留まり続ける女性《ひと》たちを私は見てきた。私は別の論考で、変容と停滞を繰り返す一事例との二〇年にわたる援助過程を振り返って次のように述べた。(9)

だがソーシャルワーカーにとって、クライエントが援助過程で長く停滞することは、援助の先行きが見えずに不安や苛立ちをともなう。どんなに適切と思われたアプローチであっても、一向に動かない現実に周囲が諦めの様相を見せ始めると、クライエントを支えていたネット（網）が解《ほど》けて援助者たちは当事者を忘却し始める。しかし、いま目の前にはないものを「あるかもしれないもの」として自身のイマジナリーを総動員し、忘れないでおくことが必要だ。

回復が変化の継続だとすれば、その変化自体を受け容れることが前提になるのだが、その作業を進める際に重要な役割を果たすのは、同じ困難を抱える仲間の存在である。しかし安全の感覚を破壊された人にとって、他者に近づく／近づかれることは脅威である。だが一人で変化自体を受け容れ、変化を継続する道のりを歩くことは難しい。恋愛関係ではないが、ヤマアラシのジレンマと似ている。そして援助者が思わずこうした停滞が引き起こされる背景を忘却し始める時、関係は「糸が切れた凧のように」彷徨うことになる。実は援助者もまた、このプロセスに寄り添う他者として、その人なりの希望を見出すことを必要としているのだと思う。時間をかけて整理してきた女性依存症者の回復過程だが、さらなる変化に直面しているということか、あるいは何か重要なものを見過ごしているのか。

寸景三例は私たちが現在頭を抱えるいわば典型例なのだが、第一期「安全の構築期」の手前でウロウロしている。これまで彼女たちに何が起こっているのかをつかむために参照してきたものが有用ではなくなったように感じてしまう。しかし、本当にそうなのだろうか。

❖トラウマ・発達障害とアディクション

私は女性依存症者の回復過程を整理していくにあたって多くの先行研究（その多くは周辺科学）から学んだが、とりわけいま、自身のイマジナリーを賦活させるのに有用だと感じるものを二つ紹介しておきたい。

(1) トラウマとアディクションの交差点

一つはケイティ・エヴァンズとマイケル・サリヴァンによるＰＴＳＤと嗜癖問題をあわせもつクライエントの中核症状に関するものである[10]（表11－1）。

日本でも、トラウマとアディクションの関連に着目し、その両面から回復を進めていこうとす

表 11-1　PTSD と嗜癖問題をあわせもつクライエントの中核症状
（文献 10 を一部改変）

1	問題を前にして否認や解離を頻回に使う
2	支配欲が強い
3	神経過敏で、物事を自分中心に考える
4	他人を信用できない
5	責任感の歪み。過剰に責任を取りすぎたり、無責任だったりする
6	自己主張や怒りの適切な処理が難しい
7	異様な思考や行動があり、精神に異常を来したように見えることがある
8	自己敗北的な行為を再演または反復する傾向がある
9	性の問題や身体の不調
10	自己および他者からの疎外感

る時に使えるワークブックが刊行された。[11]変化していくことを受け容れようとする時、こうした書籍があることは本人にとって、また援助者にとって大きな力になる。しかしフィールドで感じるのは、本人が〝スタートを切る〟難しさなのだ。回復を始められる場所へたどり着いたとしても、ずっと目をそらし続けてきた事柄とシラフで対峙するのは容易でない。自分の感情に目を留めてそれを名づける作業、自分に起こっていた日常的困難が生まれる〝からくり〟を知るといったことは、どれも痛みを伴うことばかりだから。

そんな時、表11－1に示された中核症状を思い起こすことにしよう。彼女たちが示す問題行動とも捉えられかねない数々の言動が「何を示しているのか」をつかんでいくことのヒントなる。そして、なぜこうなっているのかを理解することと、その言動にオーケーを出すことはイコールではない。とくに施設や病院など集団のなかで援助が始まった場合は、その場の安全を守る役割が援助者にはある。本人の試し行動やルール違反はつきものだ。言動が一致しない毎日のなかで、こちらは本人の言動をしっかりと見逃さないようにする。言葉は嘘をつくが、行動は裏切らない。そして、本人の行動が変化をなんとか受け容れようとするものであれば、それを支持する。しかし行動は何度も後戻りする。この繰り返しがしばらく続くので、私たちには「根拠なく回復を信じる」「前向きな無力」の姿勢が必要になる。集団の安全を脅かすルール違反には毅然と、でも静かにノーを言い、その一方で心から彼女の変化を願い、回復を信じていくのだ。目の前の現象だけに気をとられると、あっという間にイガイガした気持ちに支配され、本人との関係それ自体がトラウマの再演となる。それは避けなくてはいけないし、私たち援助者のメンタルヘルスを維持するうえでも重要だ。

(2) 発達障害とアディクションの交差点

次に紹介するのは、青木らの実践と論考である[12]。発達障害とアディクションの交差する場で私たちが取り組んできたことと、同じだと感じたものだ。大人になるまで発達障害が見過ごされてきた背景には、なんとか状況に適応してきたもののそれが破綻したか、または周囲のサポートが底をついて困難が浮かび上がったのか、いくかのパターンがある。状況に適応するために薬物の過剰摂取が続き、薬物乱用が引き金で医療機関にかかることで発達障害が見つかるといった場合もあり、さまざまだ。

ところで、大切なのは診断ではないと私は考えている。もちろん援助者が発達障害の特性について豊かな知識をもつことは重要だ。しかし、公的支援（就労支援など）を求める場合に診断書が必要になる場合はあるにせよ、診断をもらうことだけで彼女たちの困難は変化しない。むしろ自分の発達の特性を理解し、暮らしのなかで起こりがちな苦労に対して具体的な対策を考える際に周囲の理解者と共有する概念として、発達障害という一つの捉えが機能する。そうした援助者側の構えとして、青木は次のように述べる。

社会の中で生きる人の数という意味では、発達障害は少数派であり、定型発達が多数をしめる社会の中では、さまざまな生きづらさや困難を抱えやすい。だがそれは、発達障害が定型発達と比べて劣っているという意味ではない。発達障害を定型発達とは異なった考え方や価値観をもった文化とは捉えているが、優劣の問題ではなく、対等なものであるという考えから出発している。自分とは異なった考え方や価値観を理解し、その文化に敬意を払いながら、治療や支援を考えるという姿勢が重要になると思う。[12]（傍線筆者）

これは私たちが発達障害の傾向をもつ人とつきあう時に大切にしている考え方と重なる。発達障害か定型発達かという線引きより、その人が置かれた環境と特性の相互作用によって出来事は困難にもなり得るし、さほどの困難でなくなることもある。村上は、発達障害の診断はＩＣＤにせよＤＳＭにせよ心理検査の結果で決まるものではなく、「生活において困る状況」があるかどうかが診断基準なのだと述べる。[12] 心理検査の結果ではなく、生活障害が減じれば発達障害は〝よくなる〟のだとすれば、すべきことは「生活障害の改善」だという。これはまさに私たちがフィールドで格闘していることである。また発達障害に関してはグラデーションがあり、グレーゾーンに位置する人ほど「一人ひとりが同じようでいて違う」ため、援助のバリエーションはとても重要だ。

その際に援助者が果たす役割について、村上は「解説者」というキーワードを使っている。[12] 本人は、目の前の状況を正しく理解できないから苦労している。解説者がいてくれるとその苦労は軽減する。たとえば言葉の通じない文化の違う外国で、いま何が起こっていて、どうしたらいいのかを解説するガイドのような役割をしてくれる人がいれば、その国に対する印象も変わる。村上は、本人にかかわるすべての人が解説者になれると述べたうえで、同時に本人には「ささいなことでも相談すれば楽になる」という体験を積み重ねることを促す。そして解説者はあくまでその状況を〝解説〟するのであって、〝指導〟するのではないという。状況を理解したうえで、どうしていくかを選ぶのは本人なのだ。

グループホームでは、二〇一〇年頃から発達障害の傾向をもつメンバーが増えて、そのたびに「何が起こっているのか」がわかるまで、たくさんのことを教えてもらった。そのおかげで、新しいメンバーで同じような特性をもつ人がいれば、彼女たちの言動が何を表しているのか少しずつつかめるようになっていった。私は自分で「通訳」のような役割だと思ってきたが、村上が言うように、その状況をより詳細に伝え、彼女たちが判断するための材料を〝インプットする〟お手伝いという意味で「解説者」だったのかと腑に落ちた。

しかし自分の周囲にその「解説者」を得られず、むしろ発達障害の特性を批判され、虐待（いじめを含む）の理由とされるような場合には、村上の言うように相談することは容易でない。人に相談することでさらなる服従を求められ、力を奪われた体験をしているほど、自分の発達の特性を受け容れることが難しく、助けを求めにくい状況に追い込まれてしまう。また、かなり依存症の状態が重篤化し、生活も破綻しているように周囲からは見える人であっても、その切迫感が定型発達の人とは少し異なる。だから、そのような〝ズレを前提に〟かかわっていくことが必要になる。見過ごされた発達障害の特性を抱える人たちが、「解説者」とうまく巡り会えず、また薬物使用という自己治療でも行き詰まり、援助場面に現れることが、今後さらに増えていくと考えている。

援助関係が停滞する背景として女性依存症者の回復過程それ自体が変化したのか、あるいは重要なことを見落としていたのかという問いから本章を始めた。改めて寸景三例との格闘を振り返ると、援助につながってからの時間の長さと関係なく、「回復への〝スタートを切れない〟時期」とも呼べる状況が整理できたと感じている。以前はある程度自分の現実を受け容れ、周囲からも説明をされるなどして援助者とつながる人がほとんどだったが、いまはむしろ援助者とつながってから、初めて彼女たちが抱える困難性を丁寧にたどることが増えている。そして、その必要性が以前よりずっと増しているのだと気づかされる。

それでも「つながり続ける」ことは可能か

最後に、依存症臨床のなかで回復を支える場としての自助グループ、そして自分の言葉を見出し、仲間とつながる方法としての当事者研究に言及し、〝つながりの継続〟がもたらす恵みについて考えていきたい。

(1) 縦の系譜と横のネットワーク

大阪にあるダルクのディレクターである倉田は、依存症の自助グループにおける〝縦の系譜〟は金太郎飴だという[13]。どこで切っても同じ金太郎の顔。それは「12&12」といわれる回復のためのステップとグループの運営に関する伝統であり、その頭部には「ハイヤーパワー」と呼ばれる、目に見えない大きな力の存在が据えられている。いっぽう横のつながりもある。それは、フェローシップと呼ばれる仲間のつながり、グループや地域、国同士の回復者コミュニティのつながりである。こうした縦の系譜と横のつながりによって、大きなパッチワークの布を形作っていると倉田は述べる。そして新しくグループにつながる人が、自分はこの大きなパッチワークの一断片でありながら重要な一部であると感じられるようになっていくには、その原理を理解することよりも、そこに居続けること、そのなかで聞こえてくる仲間たちの話に自分の回復のイメージを見出すために時間をかけることが重要だという。

ダルクは開設当初とは異なり、専門家と呼ばれる人たちとの横のつながりを多くもつようになった。倉田も刑務所や保護観察所などで多くのグループワークに参加している。ある時、なぜそこまでの時間とエネルギーを割くのかと倉田に尋ねたことがある。とくに、本当のことを話せない（話さないほうがいい）場所に行き続ける意味などあるのか。いま思うと失礼な問いである。倉田は論考のなかで次のように答えている。

誰もが本当のことが言い出しにくい統治構造をもった処遇プログラムに協力しながら、〃もう放棄しよう〃と何度も思った。プログラム参加者がダルクにつながってくることもほとんどないし、続ける意味を問うて頭を抱え込むと、いつも金太郎飴の金太郎さんが口を開いて私に囁くのだ。——〃どんなに意にそぐわない場所でもやめる方法を知らない薬物依存者がいるところだったらどこにでも行け／誰もつながらないのはお前のせいじゃない／とりあえず広範囲に種を蒔け。実がなるかどうかはハイヤーパワーの業だ〃。横のつながりでの行き詰まりをいつも正してくれるのは縦の系譜であり、昔から聞かされてきた仲間の言葉だ。[13]

倉田は、こうした縦の系譜によって守られると同時に、ゆるやかで表立っては見えづらい当事者と専門家、支援者による横のネットワークによっても自分は守られているという。それは既存のネットワークに対してどこか醒めた眼差しをもつ人たちによってゆるく編まれた、しかしながら密やかに力を蓄えていこうとする影のネットワークだ。

昨今はどの臨床・実践分野においても「連携」や「ネットワーク」という言葉があふれている。依存症臨床でも当事者性さえ称揚しておけば事足りるといった、失礼な専門家を見かけることがある。決して同じ土俵に立つことがない人ほど当事者とのお友だち感をアピールするものだが、私たちがすべきことは、倉田の言う縦の系譜を脈々と受け継ぐべく、一人でも多くの依存症者を、できる限りミーティングへと誘うこと。そして回復コミュニティという大きなパッチワークの一部であることを彼らに伝え、「もう一人の彼ら」と出会わせることだ。後の仕事はハイヤーパワーがするだろう。

また、回復には長い時間が必要だ。12の伝統に抵触しない範囲で私たちができることを探す。これも重要な役割になるだろう。コミュニティでは現在、コロナウイルスの影響で多くのミーティング場が閉じられる一方で、オンラインミーティングへの取り組みが始まった。インターネット環境の整わないなかで孤立する仲間を見つけて、彼らに紹介することもできるだろう。こうした活動には予算がつかないどころか、何の見返りもない。しかし、回復にとって自助グループの力はエッセンシャル（必須）のものだと専門家や援助者が考えるなら、それをしないでいるという選択はないはずだ。

(2) 当事者研究と〝つながり〟

上岡らが取り組む薬物依存症者の当事者研究についても触れておこう[14]。

上岡はダルク女性ハウスの実践のなかで、日常生活がとにかく大変になり、従来のようなミーティング中心のプログラムを実施する難しさに次第にぶつかるようになった。先述した12＆12のプログラムからこぼれ落ちる人たちが集まり、ジェンダーという点からも、社会階層という点からも、「最も社会で排除されるところに位置する女性たちの居場所＝ダルク女性ハウス」になってきたという。これは私が主宰する法人を利用する人たちとも重なる。

そのなかで上岡は、「自分たちのことを人に明け渡すのではなく、自分たちで研究する」当事者研究という方法と出会い、この実践を一〇年以上続けている。それだけでなく、そこで得られた体験をもとに、全国のダルクにこの取り組みが活用されることを目指し、綾屋・熊谷とともに研究を進めている。その経過のなかで生まれたのが「当事者研究ワークシート」と呼ばれるものだ。これまで行われてきたワークショップ参加者のフィードバック分析結果から、上岡らは①ワークショップの「配慮」に関係したテーマ（ワークの位置付け、ワーク運用上の留意点）、②ワークショップの「効果」に関係したテーマ（参加者同士の関係性に与える効果、個別の参加者に解放性を与える効果）に言及している。詳細は紙幅の制約で紹介できないが、そこで語られたことから得られる重要な示唆を、〝つながり〟との関係から二点だけ述べておきたい。

一つ目は、言葉を獲得することについてである。自助グループにおける語りは、必ず「私」を主語としている。そして自分がかつてどうであったか、現在はどうかを中心に語っていく。「他人ではなく自分の棚卸し」をするのである。繰り返しミーティングのなかで仲間の語りに耳を傾けていき、語られ方を「真似て」いくうちに、自分の物語を語れるようになっていく、ということがこれまで定説とされてきた。しかし、語られた言葉の意味を理解できず、「そのうちわかるよ」と言われても疎外感を抱き、また聞くことと話すことがとにかく疲れてしまう、あるいは苦痛だという依存症者は確実に増えている。

当事者研究の手法は、「聞き合う」ことを中心としている。その人特有の表現は、グループに対して投げられると、いったん受け取られ、いくつかの問いがグループ内で行き交うなかで別の言葉に置き換わることがある。投げかけは研究のテーマを発した人であり、困りごとの当事者は尊重されながらも、研究はグループ全体のもの (as a whole) として進む。私は「自分自身で、共に」という当事者研究のキャッチフレーズはここから生まれたものと考えている。初めから言葉を明確にできなくても、あるいは感覚のようなものでしかなくても、質問という形で、その人の困りごとはグループのなかで次第に形を成し、かつ他のメンバーからも同じような体験や困りごとの披露が始まると、それは「私」から出発しながらも「私たち」のものとなっていく。言葉が引き出され、言葉が生まれ、自分のなかにあるものとその言葉が響き合う体験は、確実に言葉をその人自身のものにする。当事者研究が多くの人を惹きつける魅力の一つが、ここにあると感じている。

二つ目は、社会化との関連である。上岡らは、困りごとが個人的なものではなく、社会にある偏見や差別を逆照射したものとして捉える「社会モデル」の視点を重視すると述べている(14)。私は当事者研究の強みは問題の「外在化」にあると考えているが、依存症という困難を脇に置いてみんなで眺めた時に何が見えるかを共有する過程で、まさに個人的なことを超え、きわめて社会的なものとして困りごとが見出される場面に何度も遭遇した。この眼差しの「内から外へという転換」は、決して一人では成し得ないものではないかと思う。そしてグループでは十分な安全への配慮のもと、発言を強要されることはない。しかし仲間たちのやりとりを聞いているうちに、「思わず参加したくなる」変化が生まれることも多い。また、研究を通して自分を語り、あるいは他者の語りを受け容れていく体験は、他人を遠ざけて限られたものに深く依存してしまう日常から、再びゆるいつながりへと本人を後押ししていく。この時、取り上げられる困りごとが社会化されると同時に、本人自身をもつながりのなかで社会化していく。

当事者研究という方法は、「生の営みの困難」としての依存症に対応していくものとして、今後ますます重要となっていくだろう。言葉は初めからそこにあるのではない。つながりへの信頼も所与のものではない。私たちもまた試行錯誤のなかで、倉田の言う「ゆるやかで横並びのネットワーク」をみずから求め、学んでいく必要がある。

第5章

アディクションと刑事処分

刑事施設収容と保護観察は回復に役立っているか

羽間京子　非行・犯罪心理学

海外では、規制薬物（以下、単に「薬物」）使用者への対応として、ハームリダクションや司法領域以外のダイバージョン（非刑罰的対応）などを導入している国が多い。[1] 一方、日本においては、薬物使用や、使用目的の所持に対して刑罰が科される。

薬物の生涯経験率についていえば、二〇一七年の全国調査で第一位は大麻、第二位は有機溶剤、第三位が覚醒剤と報告されている。[2] ただし、薬物による逮捕者のなかでは、覚醒剤使用（使用目的の所持を含む、以下同じ）による人が最も多い。[3] つまり、日本の薬物対策は、覚醒剤使用への厳罰を中心に展開されている。

ここで、覚醒剤取締法違反で受刑した人の刑事施設再入所率をみると、二〇一四年に出所した人の出所後五年以内の再入所率は、四九・一％であった[3]。刑事施設出所者全体の五年以内再入所率は三八・六％であり[3]、覚醒剤取締法違反で受刑した人の再入所率は高い。なお、刑務所からの出所事由は、満期釈放と仮釈放に区分される。改善更生の意欲があり、再犯のおそれが少ないなどとして仮釈放を許された場合、再犯・再非行の防止と改善更生のために、保護観察官や保護司による指導と支援を受ける（更生保護法）。覚醒剤取締法違反で受刑した人では、仮釈放され保護観察に付された場合でも、出所後五年以内の再入所率は四三・四％と高かった[3]。

筆者らの研究チームは、覚醒剤使用で受刑した人の刑事施設再入所に関連する要因を明らかにするために、仮釈放となった人の長期の再入所データを分析した[4]。本章ではその研究結果の一部を紹介し、そこから得られる示唆と今後の課題を検討する。その前提として、まず覚醒剤を使用した人に対する日本の司法的対応の現状や背景を概観し、そのうえで、薬物依存症を慢性疾患として捉える視点について述べることとしたい。

❖覚醒剤を使用した人に対する日本の司法的対応

二〇一八年の検察庁終局処理人員九四万一〇四四人の起訴率は三二・八％であった。これに対し、覚醒剤取締法違反事件一万五六九七人の起訴率は七六・九％と、より高かった[3][5]。また、二〇一八年における覚醒剤取締法違反事件の第一審有罪判決率は、移送決定を除く八二一七件の九九・五%を占めた。なお、覚醒剤取締法違反事件のうち使用により検挙された人の割合は、二〇一四年から二〇一八年の五年間で八七%前後となっている。[3]

日本が覚醒剤取締法違反事件に厳罰で対応してきた背景として、吉開[6]は次の三点を挙げている。すなわち、第一に一九五四(昭和二九)年をピークとする第一次覚醒剤乱用期を罰則強化で抑制した成功体験[7]、第二に覚醒剤を資金源とする暴力団対策と覚醒剤対策の同一視[8]、第三に覚醒剤使用のあった人を拘禁して断薬させることが本人の治療や更生に資するという考え方[8]である。同時に、一〇年ほど前まで多くの精神科医療関係者は薬物依存症患者を忌避しがちだった[9]という状況も、覚醒剤を使用した人への厳罰による対応の背景となっている。[6]

量刑に関していうと、覚醒剤使用のケースは、いわゆる「段階別処遇[10]」になじむものと捉えられている。覚醒剤の使用のみで初めて公判請求された場合、本人の身体を蝕むという害悪はあっても、社会からすると、「害悪が対外的にはそれほど顕在化していないものが多い[10]」と考えられる。そのような場合、初の公判請求では執行猶予の判決が言い渡され、二回目以降は実刑となることが一般的である。[6]

実際には、二〇一八年に覚醒剤取締法違反により第一審で有罪判決を受けた八一七九人のうち、執行猶予判決(全部執行猶予のみ)を言い渡されたのは三九・二%で、実刑判決を言い渡された人(一部執行猶予も含む)は六〇・八%[3]と、覚醒剤使用を反復している人の割合は高い。すでに述べたように、覚醒剤取締法違反で受刑した人の刑事施設再入所率も高い。このように繰り返される覚醒剤使用の背景には、薬物依存症が関与しているといわれる。[11] 二〇一八年、法務省法務総合研究所と国立精神・神経医療研究センター[11]は、Drug Abuse Screening Test（DAST－20）を用いて、覚醒剤取締法違反によって受刑した六九九人を対象に薬物依存の重症度を調査した。その結果、約八〇％の人が、中度から重度の薬物依存の問題を有することが明らかとなっている。

これらの現状から、厳罰による日本の対応は、薬物依存のある人の回復（司法領域でいえば更生）に寄与するのかという問題が浮かび上がる。

❖薬物依存症を慢性疾患として捉える視点と継続的支援の重要性

薬物を使用したとしても、依存症に至らなかったり、自分一人で断薬したりする人もいる一方、薬物依存症となり、中断と使用のサイクルを繰り返す人もいる。[12] 薬物依存症の治療や支援では、リラプス（再発）をいかに予防するかが大きな課題であることは広く認識されている。[13]

薬物に依存した場合、断薬状態を続けられるようになるまでには長い時間がかかる。デニスら[14]は、アメリカで、コカイン、アルコール、オピオイドまたはマリファナへの依存があり治療を受けた一二七一人を対象に、面接によるフォローアップ調査を行った。その結果、初めて薬物を使用してから一年以上の断薬をするまでの期間は、中央値で二七年であった。また、最初に治療を受けてから一年以上の断薬を続けるまでの期間は、中央値で九年だった。さらに、フルーリら[15]は、英語またはフランス語で書かれ、二〇〇〇〜二〇一五年に出版された二一の研究についてシステマティックレビューとメタ分析を行い、薬物依存のある人の三五・〇〜五四・四%が回復したが、回復までに平均一七年のフォローアップ期間を要していたことを明らかにした。

マクレランら[16]は、薬物依存症は、脳内物質と脳の機能を大きくかつ長期的に変化させるとした。そして、文献レビューを通して、慢性疾患である2型糖尿病、高血圧症および喘息と比較し、薬物依存症を慢性疾患と位置づけた。薬物依存症を慢性疾患と捉えるべきか、急性期の疾患とみて治療や支援をしていくべきかについては、今なお議論が続いているとされ[15]、さらなる研究が求められている。しかし、慢性疾患としての位置づけによって、薬物依存症に対する長期的・継続的な介入の必要性が強調されることとなった[12][17][18]。そして、主にアメリカで実施されたさまざまな研究が、地域で長期に継続されるケアのほうが短期的な介入よりも効果的であることを示してきた[12][17]。

日本でも、薬物依存症からの回復における地域での長期継続的な支援の重要性が指摘されてきた[19]。松本[9]は、覚醒剤使用によって受刑した人の再使用は、満期で刑務所を出所した後が最も多く、地域での孤立は再使用のリスクであるとした。さらに、松本ら[20]は、薬物使用によって受刑した後に仮釈放となった人にとっての主な相談相手は保護司や保護観察官であることを見出した。ここから、日本では、刑事施設からの仮釈放が許された人にとって、保護観察処遇は地域における継続的なケアとして機能していると捉えることができる。

保護観察官や保護司による支援を簡単にまとめると、まず、本人が矯正施設入所中の場合は、引受人との連携下で帰住環境の調整が行われる。また、保護観察処遇では、一九九〇年から覚醒剤使用のあった人に対する類型別処遇プログラムが実施され[3]、薬害教育や、必要に応じて地域の社会資源やサービスにつながるような支援などが行われてきた。二〇〇八年からは、仮釈放者と保護観察付執行猶予者を対象として、認知行動療法を基盤にした専門的処遇プログラムが導入された[3]。保護観察期間がおおむね六ヵ月以上ある場合、同プログラムの受講が遵守事項によって義務づけられる。

❖刑事施設再入所に関連する要因

ここで、覚醒剤使用によって受刑した人の刑事施設再入所に関連する要因を明らかにすることを目的に行った、仮釈放となった人の長期の再入所データの研究結果を紹介する。

(1) 分析対象者

覚醒剤の使用によって受刑し、二〇〇三年に仮釈放となり類型別処遇プログラムを受けた五〇七九人のうち、データ欠損のない一八〇七人（男子一五六一人、女子二四六人、平均年齢三七・五歳〔*SD*：9.8〕）を分析の対象とした。二〇一七年に法務省保護局から、これらの人の刑事施設出所後一〇年間の再入所に関する匿名化され個人が特定できない情報のみで構成されたデータの提供を受けた。これまで日本では、覚醒剤使用によって受刑した人の刑事施設再入所データを用いた研究は、一つの施設における男性のものに限られていた[21]。本研究におけるデータは、日本全国の代表サンプルからなるものである。

なお、薬物依存からの回復を検討するなら、刑事施設の再入所データよりも、覚醒剤の再使用についてのデータを分析するほうが望ましい。しかし、法務省から提供されたデータには覚醒剤再使用のデータは含まれていなかったため、本研究では、刑事施設再入所のデータをもって分析することとした。

⑵ 分析方法

目的変数は、薬物の使用による再受刑と、その他の犯罪による再受刑の有無であった。

説明変数は、国内外の先行研究で、薬物の再使用と関連するとして取り上げられてきた変数[16][17][21][22]と、覚醒剤使用に関連しうる社会文化的要因を考慮し、仮釈放時の年齢、性別、犯罪歴の有無、精神障害の診断の有無、家族との同居の有無、元暴力団関係者であるか否か、教育歴、職業の有無、経済状態とした。犯罪歴は、具体的には、受刑回数と少年院送致回数とした。

さらに、刑事施設出所後の地域での継続的な支援期間の代替変数として、仮釈放期間を使用した。また、刑事施設再入所に与える影響をコントロールするため、刑期を説明変数に加えた。

解析方法として、コックス回帰分析（強制投入法）を用いた。有意水準は五％とした。

(3) 結　果

仮釈放後一〇年間の薬物再使用による再受刑の割合は四七・五％で、薬物以外の一般再犯による再受刑の割合は九・一％であった。

説明変数のうち連続変数の平均値は、受刑回数が一・一回、少年院送致回数が〇・二回、教育歴が九・九年、刑期が三四・二ヵ月、仮釈放期間が六・二ヵ月だった。カテゴリ変数では、「精神障害あり」が五・二％、「家族との同居あり」が七五・五％、「元暴力団関係者」が二四・〇％、「職業あり」が二七・五％、「経済的貧困に該当」が二五・三％だった。

薬物再使用によって刑事施設に再入所することに、①年齢が若いこと（$p<.001$）、②受刑回数が多いこと（$p<.001$）、③精神障害の診断があること（$p<.05$）、④刑期が長いこと（$p<.001$）、⑤仮釈放期間が短いこと（$p<.001$）が、有意に関連していた。

(4) 考　察

本研究の結果を踏まえ、次の四点が考察される。

第一に、若年であることと犯罪歴（受刑回数）を有することに関しては、先行研究[21][22]でも薬物再使用やそれによる再受刑のリスクになるとされており、本研究の結果はこれらと一致していた。

第二に、精神障害の診断があることが薬物再使用による再受刑と有意に関連したとの結果は、先行研究[16][17]と一致した。加えて、本研究の分析対象者が仮釈放となった当時は、薬物依存症患者にとって地域での精神医療を受ける機会が少なかった頃であり、そのことが精神障害の診断と薬物再使用による再受刑との有意な正の関連に影響している可能性が考えられる。

第三に、仮釈放期間が短いことが、薬物再使用によって刑事施設に再入所することと有意に関連していた。仮釈放期間は、本研究において継続的なケアの期間の代替変数として使用されており、この結果から、刑事施設出所後に地域での継続的なケアの期間を確保することの重要性が示唆される。

第四に、受刑回数の多さと刑期が長いことが、薬物再使用による再受刑と有意に関連する要因だった。ここから、覚醒剤を使用した人を受刑させることは、薬物再使用を減少させるという観点からは逆効果であると考えることができる。

ただし、本研究結果の理解については、大きく次の二点において留意が必要である。

第一に、地域での継続的なケアは、保護観察処遇でのみなされなければならないわけではないという点である。むしろ、地域でのケアは、その継続が重要であることから、期間が限られ、かつ保護観察という権力構造のもとで行われる支援よりも、地域の専門機関・団体によるケアのほうが効果的だとも考えられる。また、松本は[9]、覚醒剤依存があり受刑した人が最も薬物を再使用しやすいのは刑事施設から出所した直後であるが、次は保護観察終了直後であるとした。以上より、仮釈放後早い段階から関係機関と連携し、地域での継続的なケアの機会を確保していくことが、保護観察処遇上の課題であるということができる。

第二に、刑事施設では、二〇〇六年に「刑事施設及び受刑者の処遇等に関する法律」が施行され、二〇〇七年にはその一部改正により「刑事収容施設及び被収容者等の処遇に関する法律」が施行された。同法施行によって刑事施設において改善指導が行われるようになり、薬物使用により受刑した人には、認知行動療法を基盤とした薬物依存離脱指導が実施されている[3]。薬物に触れることのない、守られた環境のなかで行われるプログラムの効果は限られているとの指摘もなされている[9]。本研究の限界の一つは、薬物依存離脱指導が導入される前に受刑していた人たちを分析対象にしている点である。薬物依存がある人への日本の対応を科学的エビデンスに基づき考えていく際に、刑事施設での指導プログラムの効果を長期追跡データを踏まえて検討する必要がある。

❖ おわりに

刑罰を科す場合、手続的正義の徹底が不可欠である。吉開[6]は、所持品検査、強制採尿、違法収集証拠排除法則などの刑事訴訟法上のさまざまな論点は、覚醒剤を使用した人に刑罰を科すために生じたものがほとんどであるとし、覚醒剤使用への厳罰による対応は「刑事司法側に負担をもたらした」と指摘している。そして法律学の立場から、薬物依存がある人には治療が必要だという認識が浸透しつつある現在、「刑罰を科すための捜査・裁判・弁護のコストに合理性があるのか、再考すべき時期にきているように思われる」と論じている[6]。

筆者は元保護観察官であり、保護観察処遇の経験を通して、薬物依存という問題を抱えているなら、自発的相談であろうと、逮捕であろうと、支援につながるきっかけになればよいと考える。適切な支援がなければ、断薬や薬物依存症からの回復は困難となり、刑事司法であれば、その目的の一つである再犯（再使用）防止は実現されがたい。日本の薬物対策の何が支援となり何が逆効果になるのか、何を改善し何を維持すべきなのか。コストの合理性も踏まえ、多角的な観点から科学的エビデンスを踏まえた議論を展開していくことが求められる。

付記：本稿は、Hazama & Katsuta[4]の一部に加筆修正したものである。本研究は、科学研究費補助金（15K04114：研究代表者・羽間京子）の助成を受けて行われた。本研究の実施を了承くださった法務省保護局長に感謝申し上げる。

第6章

痛みとアディクション

オピオイド依存という医原性症候群

山口重樹　麻酔科学

「痛み」と「アディクション（物質使用障害）」がなぜリンクするのか？　理解に困るかもしれない。筆者は長年、器質的原因の不明な長引く痛み（慢性疼痛）を訴える患者の治療に携わってきた。このような慢性疼痛は「心因性疼痛」と呼ばれてきたが、最近は、侵害受容性疼痛（外傷、手術、炎症などによる痛み）あるいは神経障害性疼痛（体性感覚神経の病変や疾患によって引き起こされる痛み）に分類されない痛みとして、「心理社会的背景の関与が疑われる痛み」と呼ばれるようになっている。また、器質的疾患の存在が明らかな痛みであっても、社会構造の変化に伴い、痛みの遷延化により心理社会的背景の影響を受け、難治化した慢性疼痛を訴える患者も増えてきている。[1]

これらの複雑怪奇な痛みを訴える患者の診療を続けるとともに、筆者は、非がん性慢性疼痛のオピオイド鎮痛薬（以下オピオイド）の適応拡大を契機に、物質使用障害についても国内外で多くを学んできた。そのなかで、両者には多くの類似点があることを知るに至った。また、痛みの治療薬である医療用麻薬を含むオピオイドがその両者をつなぎ合わせてしまうことも実感し、危機感を覚えるようになった。

本章では、複雑な痛みの治療を長年行ってきた筆者のこれまでの経験と、国内外で学んだオピオイド使用障害の実態を中心に述べる。

❖オピオイドクライシス[2][3]

まず、オピオイドによる深刻な社会問題について述べる。

米国では、オピオイドの過量摂取による死者数が二〇一七年以降一日一〇〇人を超えるなど、オピオイド使用障害が社会問題となり、医療のみならず社会に暗い影を落としている。この問題は「オピオイドクライシス（米国社会の危機的状況）」と呼ばれ、大統領が公衆衛生上の非常事態宣言を発するなど、いまだ適切な解決策が見出されていない。以下、米国におけるオピオイドクライシスの現状について要点を列挙する。

・オピオイドを中心としたダウナー（抑制）系薬物が乱用に好まれている。
・議会による「痛みの一〇年宣言」を契機に、痛みの緩和を受ける権利意識とオピオイドの安易な処方が直結してしまった。
・製薬会社の開発競争と誇大広告により、オピオイドが社会に氾濫してしまった。
・オピオイドが単なる鎮痛薬（強い痛み止め）として扱われている。(4)
・娯楽目的の乱用から、痛みの緩和目的の乱用へと変遷している。
・問題の背景に、ラストベルト（錆びついた工業地帯）、ゼロトレランス（非寛容の教育方式）、ソーシャルアイソレーション（社会的孤立）、スティグマ（偏見）などの複雑な社会構造が存在する。
・不適切なオピオイド処方の背景に医療保険制度の格差が存在する。痛みの緩和を受ける権利（人権）が誇張され、高額な原疾患治療を受けられない保険受給患者にオピオイド処方のみが施されている。
・当局の処方規制強化により、オピオイド使用障害患者が非合法のオピオイド（ヘロイン、フェンタニルなど）を求めるようになり、過量摂取による死者数の増加へとつながっている。

米国ほどではないが、カナダもオピオイドクライシスに直面し、米国同様に公衆衛生上の非常事態と捉えている。[6] さらにこの問題は北米にとどまらず、欧州、豪州でも兆候がみられる。[7]

❖オピオイド使用障害とは

(1) オピオイドとは

オピオイドは「主に神経系に分布する、アヘンが結合するオピオイド受容体に親和性を有する物質の総称」と簡潔に定義され、侵害受容伝達系の抑制や下行性疼痛抑制系の活性化により強力な鎮痛効果を発揮するものである[3)(7]（図6－1）。オピオイドは古代エジプト時代から痛み止めや下痢止めなどの目的に使用され、トーマス・サイデンハムは「オピオイドにとって代わる薬はない」（一六八〇年）、ウイリアム・オスラーは「神自身の薬である」（一九一〇年）と称賛している。オピオイドは長きにわたり医療に必須の薬であり続けている。

(2) オピオイドの光と影[8)(9]

オピオイドは適正使用により患者の生活を改善するが、不適切使用では患者の生活を悪化させるのみならず、生命の危険をもたらす。以下、本邦の文学を例に、オピオイドの光と影について見る。

『病床六尺』の一説に、「このごろはモルヒネを飲んでから写生をやるのが何よりの楽しみとな

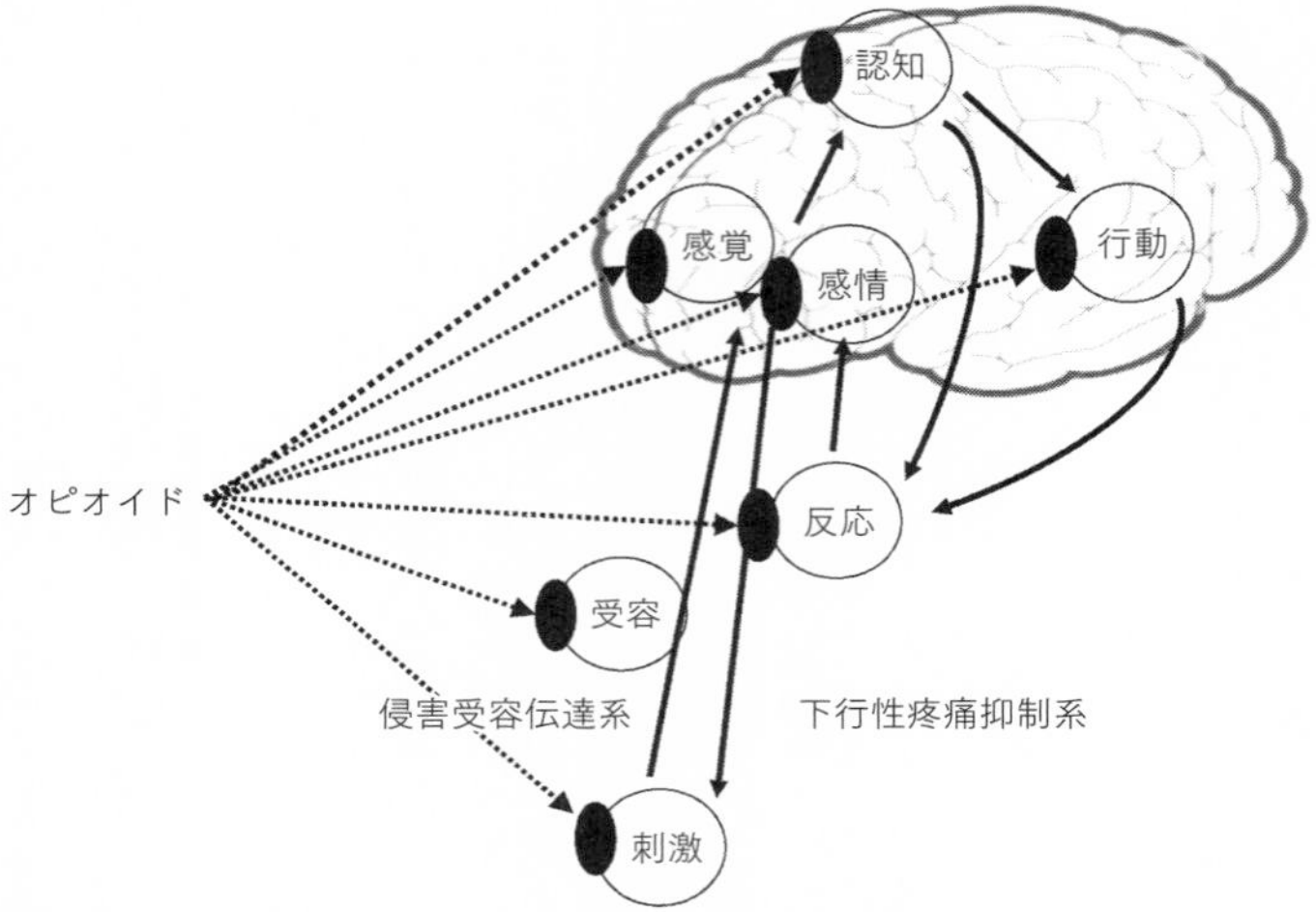

図 6-1　オピオイドの薬理作用（文献 3、7 を改変）

って居る」とある。著者の正岡子規は脊椎カリエスによる激しい背部痛をモルヒネで緩和しながら、最期まで執筆活動を続けることができた。

一方、『人間失格』の一節に「[…]久し振りにアルコールというサタンからのがれる事の出来る喜びもあり、何の躊躇も無く、自分は自分の腕に、そのモルヒネを注射しました。不安も、焦燥も、はにかみも、綺麗に除去せられ、自分は甚だ陽気な能弁家になるのでした。そうして、その注射をすると自分は、からだの衰弱も忘れて、漫画の仕事に精が出て、自分で画きながら噴き出してしまうほど珍妙な趣向が生れるのでした。一日一本のつもりが、二本になり、四本になった頃には、自分はもうそれが無ければ、仕事が出来ないようになっていました」とある。著者の太宰治は腹膜炎を契機にオピオイド使用障害に陥り、最終的には自殺に至っている。

⑶ オピオイド離脱の難しさ

筆者は文献的考察と臨床経験で得た経験をもとに、誰にでもできる非がん性慢性疼痛に対するオピオイドの休薬方法を確立、説明しようと考えてきた。しかし、そのことは幻想にすぎず、オピオイド治療が長期化した患者を前にして、オピオイド離脱の難しさに今も悩まされ続けている。慢性疼痛患者を対象にオピオイドの減量、休薬について患者の視点で調査した研究では、以下のような問題が明らかにされている[10]。

①多くの患者が、薬物依存を恐れるよりも、再び痛みが出ることを恐れている。
②オピオイドの離脱に一度失敗すると、離脱症候のつらさの経験から、再度試みる気になれない。
③オピオイドの離脱あるいは減量の成功の鍵は、家族や友人の支えのほか、同じ経験をしている患者の支援、信頼できる医師の指導である。

これらの特徴を見ると、オピオイドでは身体依存、耐性形成、激しい離脱症候が問題になっていることがうかがえる。オピオイド治療のやめ方について国内外の多くの文献を調べても、記載されているのは“voluntary（自発的に）”のみである。オピオイドを自発的に休薬できる患者はいるのだろうか？　慢性疼痛に対するオピオイド治療は、まさしく「開始はよいよい、中止は怖い」である[11]。

(4) オピオイドの本当の恐ろしさ

オピオイドが依存性薬物であることは周知の事実である。オピオイド使用障害を考えるうえでは、「身体依存」「耐性形成」「精神依存」に分けて理解することが重要である。

①身体依存：オピオイドの突然の中止、急速な投与量減少、血中濃度低下、および拮抗薬投与により、その薬物に特有の離脱症候が生じることで明らかになる身体のオピオイドに対する生理的順応状態が生じる。オピオイドの使用開始後、投与量が増加した場合、投与期間が長期化した場合に身体依存は必発である。

②耐性形成：繰り返しの使用により身体依存が発生し、さらに十分な効果が得られなくなる、あるいは増量してもそれに見合った効果が得られなくなる。オピオイドの不適切使用では容易に耐性が形成され、必要量が増加する。

③精神依存：オピオイド使用障害の特徴（4C）は、オピオイドへの欲求（Craving for the drug）、オピオイドの常軌を逸した使用（Control over drug use impaired）、オピオイド使用への強迫観念（Compulsive use of a drug）、薬害の存在を知りつつも使用を続けること（Continued use of a drug despite harm）である。オピオイドの不適切使用（多くが乱用や速放製剤の繰り返しの使用）により、身体依存と耐性が形成され、次第に精神依存へと移行していく。

オピオイドの本当の恐ろしさは、この身体依存と耐性の形成の速さが他の依存性物質に比べて早いことであると筆者は考えている。[12]

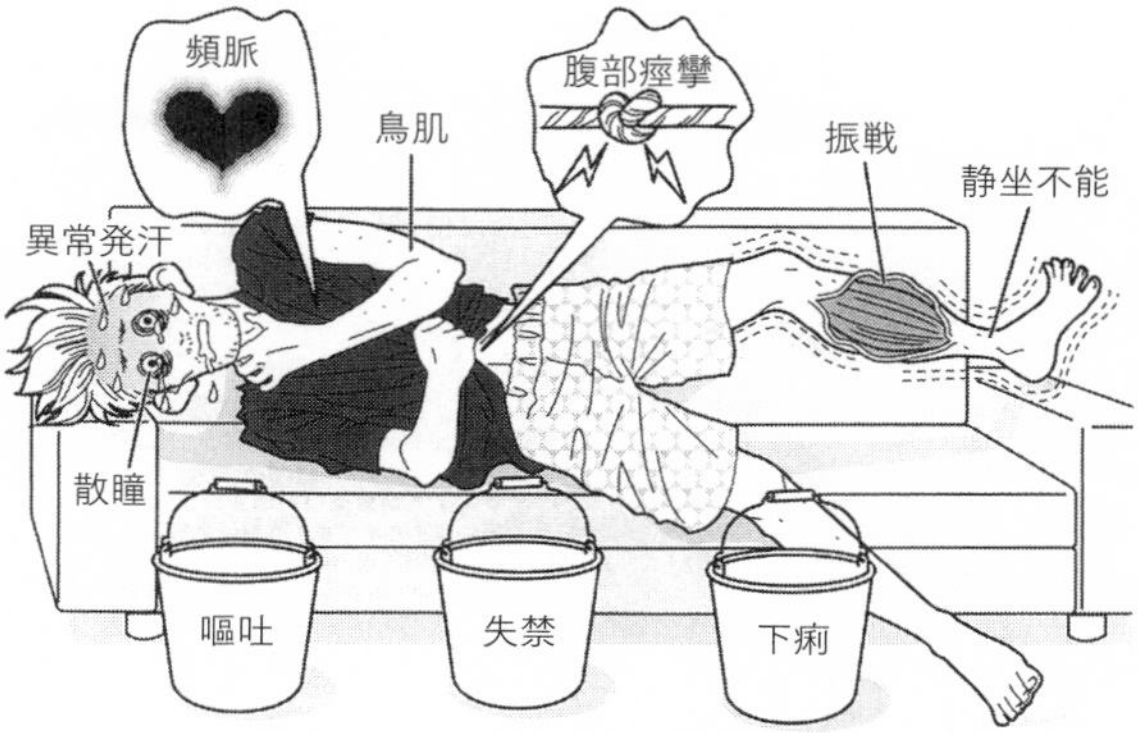

図 6-2　オピオイドの離脱症候（文献 9）

(5) オピオイドの離脱症候のつらさ(9)

オピオイドの減量や中止（とくに急激な）は離脱症候（主に、中枢神経系に作用する薬物を反復的に摂取し、身体依存が形成された際に、その薬物摂取を断つことにより現れる症状）を引き起こす（図6－2）。オピオイドの離脱症候としては、身体症状と精神症状のいずれも出現する。とくに全身痛は、痛みを緩和するためにオピオイドを使用していた患者にとって耐え難いものである。

❖ 慢性疼痛とアディクション

(1) 痛みの定義と薬物依存の自己治療仮説

痛みは「組織の実質性のあるいは潜在性の障害と関連するか、または、そのような障害を表す言葉で表現される不快な感覚・情動体験」と定義されている。薬物依存の自己治療仮説は、「困難や苦痛を抱えている場合に、自分でその痛みや苦しみを緩和させるために、

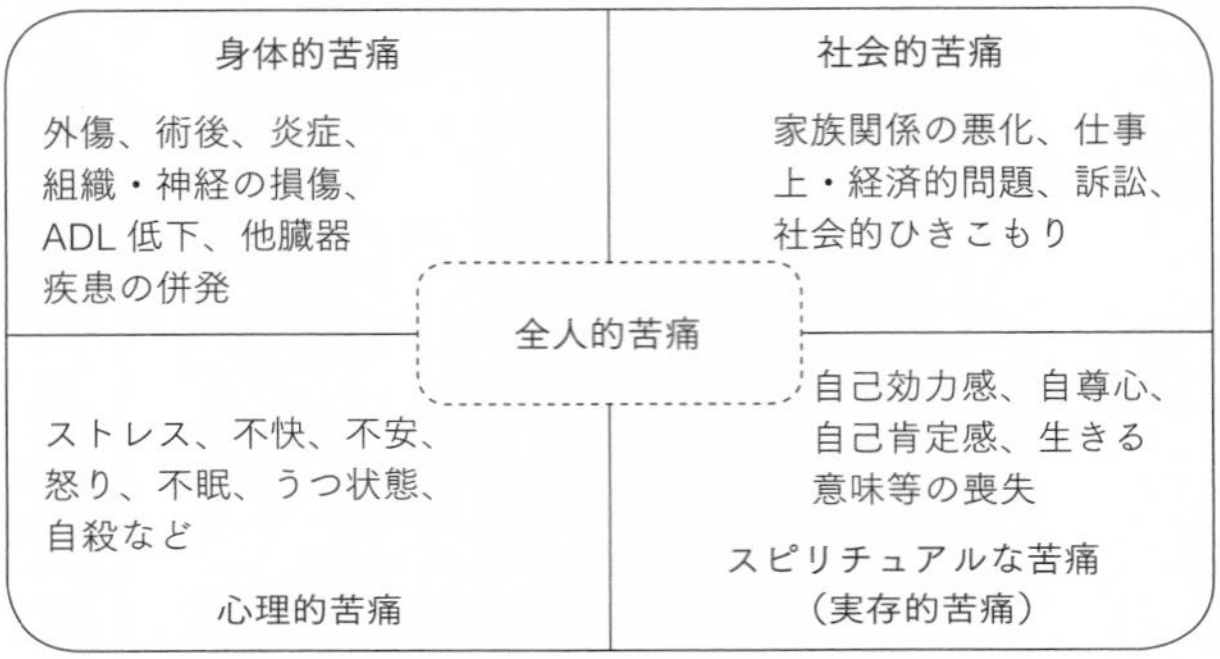

図 6-3　慢性疼痛患者が抱える全人的苦痛

その緩和に役立つ物質や行動を繰り返した結果、依存へと進行していく」と説明される。この両者をつなぎ合わせてしまうのがオピオイドである。オピオイドは身体的な痛みのみならず、心の痛みも、本来あるべきではない形で緩和してしまう[3][7]（図6－1）。全人的苦痛（図6－3）すべてを緩和してしまうのがオピオイドである。

(2) 薬物依存患者と慢性疼痛患者の共通点[2][3][8]

慢性疼痛のオピオイド治療では、慎重を期しても一定の割合でオピオイドの不適切使用に陥ってしまう[13]。安全なオピオイド治療はありえない。その理由は、両者の病態、発症までの過程、疾患の背景にある根深い問題、スティグマ、治療の難しさなどが酷似しているという点にある（表6－1、6－2）。

筆者が経験してきたオピオイド使用障害患者の特徴を図6－4に示す。長引く痛みを訴える背景として、心理社会的問題が存在していることも少なくない。そのような患者

表 6-1　慢性疼痛患者と薬物依存患者の類似点（文献２、３、８）

	薬物依存患者	慢性疼痛患者
不治の病	✓	✓
生育歴に問題を抱えている	✓	✓
ストレスの対処方法が上手でないことが多い	✓	✓
精神疾患の併存が多い	✓	✓
絶対に治療が必要	✓	✓
常軌を逸した薬の使用が多い	✓	✓
生物学的、精神的、社会的治療が必要	✓	✓
社会的孤立に陥っている	✓	✓

表 6-2　慢性疼痛患者と薬物依存患者が抱えるスティグマ（文献２、３、８）

薬物依存患者	慢性疼痛患者
自己評価が低く自分に自信を持てない	働いていない、痛みに弱い、弱虫だ
人を信じられない	心因性の痛みだと言われるのがいや
本音を言えない	誰も自分の痛みを理解してくれない
見すてられる不安が強い	社会や家族から見捨てられている
孤独でさみしい	話すのは先生だけ
自分を大切にできない	自分は役立たず

では、遺伝的要因、生育環境などによる失感情症、愛着欠如などの心理的問題を抱えていることが多い。そのため、セルフモニタリングやセルフケアが苦手で、長引く痛みの原因となったり（身体化）、オピオイドを含めた薬の使用障害（薬物依存）に陥ったりしやすいと考えられる[14]。

また、薬物依存と慢性疼痛両者の共通点として社会的孤立を強調したい。薬物依存は「孤独の病」といわれるが、長引く痛みが引き起こす機能障害による社会

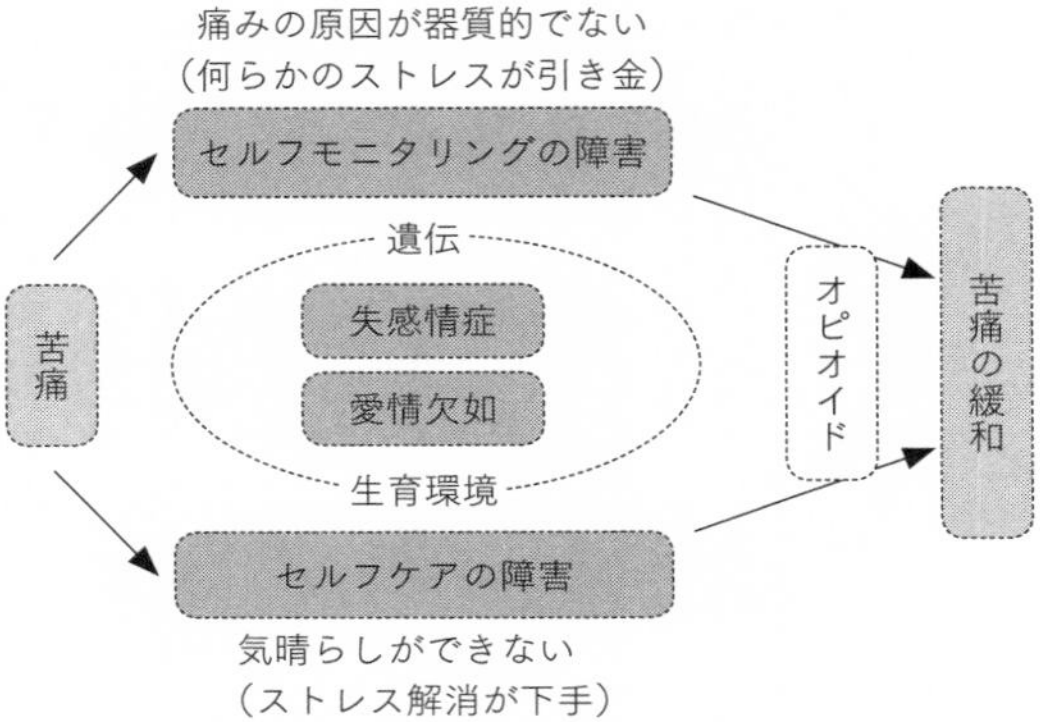

図 6-4　オピオイド治療が長期化する患者の背景（文献 14 を改変）

活動の低下や人間関係の悪化などのため、社会的孤立に陥っている慢性疼痛患者も少なくない。

(3) 慢性疼痛患者と薬物依存患者が抱えるスティグマ[3][5][8]

社会的孤立にはスティグマが付きまとう。スティグマとは「他者や社会集団によって個人に押し付けられた、先入観に基づく負の表象・烙印・レッテル」とされ、これにより当事者、家族、社会の行動が変容してしまう。薬物依存症の患者が多くのスティグマを抱えていることは言うまでもない。

スティグマ（とくに医療者からの）は、慢性疼痛患者（とくにオピオイド治療が検討されるような難治性の患者）においても存在する。このスティグマが恐れ、怒り、責め、恥、拒絶、絶望、悲しみ、不信感、苦痛、希死念慮、孤立感、劣等感、孤独感、制御不能などの非常に危機的な感情（痛みの破局化など）を抱かせ、痛みの悪循環へと負の連鎖を引き起す[3]（図6－5）。スティグ

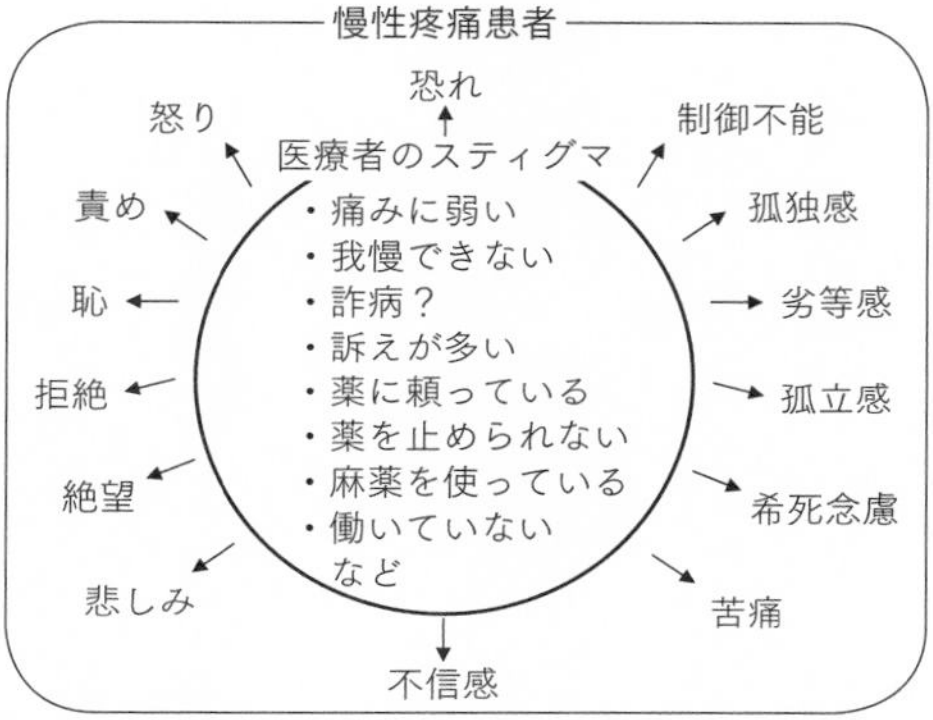

図 6-5　慢性疼痛患者に対する医療者のスティグマとその影響（文献 3）

マこそが、オピオイド使用障害の背景、オピオイドクライシスの根底にあることも明らかになっている。

❖おわりに

本章のタイトルにも示したが、オピオイド依存は医原性症候群である。長引く痛みを訴え続ける背景に目を向けることなく安易にオピオイドを処方することは、慢性疼痛という疾患をもつ患者に、薬物依存という新たな疾患を強いることになる。この問題を考えるうえで重要なことは、医療者の過干渉である。“The best is the enemy of the good”とことわざにある。強力だから、あるいは使いやすいからといって、オピオイドを含めたさまざまな薬を不用意に処方することは慎まなければならない。

また、ウイリアム・オスラーが“it is much more important to know what sort of a patient has a disease than what sort of a disease a patient has（どのような病気を患者がもっているか知ることより、どのような患者が病気をもっているか知ることが重要である）”という言葉を残しているように、痛みとアディクションという問題では、痛みの訴えだけに目を向けるのではなく、患者自身が抱えるすべてのつらさ（全人的苦痛）に目を向けることが重要となる。慢性疼痛とアディクション、いずれにおいても、「スティグマを抱えた孤独の病」として捉えるアプローチが必要であろう。

パート2

アディクションと向き合う社会

第7章

なぜハームリダクションが必要なのか

つながりと包摂の公衆衛生政策

松本俊彦　精神医学

人間は薬物を用いる動物である。なるほど、野生の動物のなかにも、薬草に身体をこすりつけ創傷の治癒を促したり、薬効のある植物を食むことで寄生虫を駆除したりするものがおり、腐った果実や穀物が発酵してできた天然のアルコール飲料を楽しむ動物すら存在する。[1]

しかし、自然界に存在するさまざまな薬草から有効成分を抽出・精製し、さらには人工的に合成して薬物を作り出す動物、そして、その薬物を病気の治療に用い、共同体の結束を固め、親睦を深め、あるいは、日々の憂さを晴らすのに用いる――そのような動物はどうだろうか。そんな動物は、この地球上には人間をおいてほかにいないはずである。薬物を作り出し、それを用いる能力は、人類の寿命を延ばし、複雑化した共同体を維持し、地球上での繁殖に貢献してきた。その意味で、薬物の歴史は文明の歴史と同じくらい古い。

それに比べると、人類が法と刑罰によって薬物を規制するようになった歴史はあまりにも短く、ほんの六〇年でしかない。そして近年、国際社会において法と刑罰による薬物規制の弊害が認識されるに伴い、注目を集めているのが、ハームリダクション（harm reduction：二次被害低減）と呼ばれる公衆衛生政策と支援実践の理念である。

しかし、わが国ではハームリダクションはしばしば誤解されている。たとえば「寛容政策」などと言い換えられ、「薬物汚染が深刻な海外の国が、もはや取り締まりできなくなってしまって、やむなく採用している政策」などという誤った説明が流布し、あるいは、従来、治療目標を「断酒」ではなく「減酒」に置き換えてきたアルコール依存症治療を指してハームリダクションと呼ぶような、いささか乱暴な単純化がなされている。

本章では、国際社会がハームリダクションを採用するに至った経緯、そしてハームリダクション政策の実践とその成果について概説し、最後に、ハームリダクションをめぐるわが国の現状と課題について私見を述べたいと思う。

❖法と刑罰による規制の歴史とその効果

(1) 法規制の背景にあるもの

国際的な薬物規制の取り組みは、第二次世界大戦後に国連主導で行われた。今日における規制の基礎となる条約は、一九六一〜八八年に成立したものである。まず一九六一年に、アヘンやモルヒネといったオピオイド類、コカイン、大麻を対象とした「麻薬に関する単一条約」が採択された。次いで一九七一年には、アンフェタミン類などの中枢神経興奮薬や、バルビツレートやベンゾジアゼピンなどの鎮静催眠薬、ＬＳＤ（lysergic acid diethylamide）やＭＤＭＡ（3,4-methylenedioxymethamphetamine）といった幻覚剤を対象とした「向精神薬に関する条約」が、そして一九八八年には、「麻薬及び向精神薬の不正取引に関する国際連合条約」がそれぞれ採択された。いずれの条約も、日本を含めた一八〇ヵ国以上が批准しており、わが国の薬物規制法はすべてこうした条約を根拠としている。

しかし、こうした薬物規制が必ずしも医学的根拠だけに依拠しているとは限らない。社会学者の佐藤哲彦は、薬物規制にはある種の感情論——少数民族や少数集団に対する社会不安や排斥感情——の影響が無視できないと指摘している。(2) たとえば欧州諸国によるアヘン規制の発端には、清帝国崩壊後、欧州諸国の植民地や本国に移住してきた中国人に対する嫌悪感が、そして米国連邦政府による大麻規制には、禁酒法廃止後の一九三〇年代におけるメキシコ移民に対する嫌悪感が、それぞれ影響しているという。わが国における一九五一年の覚せい剤取締法制定も例外ではなく、佐藤によれば、第二次大戦後、都内の戦争孤児による非行（ヒロポン常習者が多かった）に対する社会不安、さらには、「朝鮮人がヒロポンを売って得た収入を朝鮮半島に送金している」という流言が世論を後押ししたという[3]。

その意味では、本来は社会から「薬物」を排除するための薬物乱用防止教育が、ともすれば薬物を使用する「人」を排除するスローガンとなりやすいのは、もしかすると、根底にこのような排除の感情があるからなのかもしれない。

なお、薬物規制強化施策の背景には、政治的な意図が影響することもある。米国における厳罰主義政策は、一九七一年に当時の大統領リチャード・ニクソンによって始められたが、当時、二期目在任中であったニクソンは、ベトナム戦争の長期化により支持率が低下し、反戦デモへの対応に苦慮していた[2]。薬物の規制強化には、反戦デモ（参加する若者の多くが大麻などの薬物の使用者であった）の勢いを削ぐ効果があったといわれている。

⑵ 厳罰政策がもたらした弊害

こうした規制強化の効果については、近年、厳しい結果が指摘されている。最もわかりやすい数値を挙げれば、世界におけるアヘン生産量の変化がある。世界中のアヘン生産量は一九八〇年の約一〇〇〇トンから、二〇〇〇年には九〇〇〇トン弱に増加している。[4] いうまでもなく、この二〇年間に世界の人口は九倍になってはいない。

麻薬に関する単一条約の公布から五〇年が経過した二〇一一年、各国の元首相や学識経験者を中心に組織された薬物政策国際委員会は、最近五〇年間の法と刑罰による厳罰政策の効果に関する評価を行った。[5] そのうえで、厳罰政策は完全に失敗であると宣言し、各国に薬物政策の見直しを提言したのである。レビューから明らかにされたのは、五〇年間、世界中で、規制された薬物の消費量や、薬物関連犯罪のために刑務所に収容される者の数は増大し続け、同様に、薬物使用による新規ＨＩＶ感染者や、薬物過量摂取による死亡者も年々増加の一途をたどっていったことであった。そして薬物使用者は「犯罪者」という烙印を押され、使用障害の治療や地域における保健福祉的支援から疎外されていることも明らかになった。何よりも規制強化は、密売組織に巨利をもたらし、もはや国家権力によっても薬物のブラックマーケットを統制できない状況を生み出してしまっていたのである。

これは皮肉な結果であった。麻薬に関する単一条約の前文にもあるように、この国際的協調に基づく法と刑罰による薬物規制は、あくまでも「人類の健康及び福祉に思いをいたし」てなされたものであったにもかかわらず、実際には、人類の健康と福祉がかえって損なわれる事態を招いてしまったからである。

実は、人類が法と刑罰による薬物規制の弊害と直面したのは、これが初めてのことではなかった。すでに米国においては、一九二〇～三三年に禁酒法という壮大な社会実験が試みられていたのである。その結果、禁酒法が施行されている十数年の間、米国民のアルコール問題は解決せず、むしろ密造酒の横行を促し、アルコールの密売で巨利を得た反社会的勢力が肥大化し、社会の治安が悪化した。また、メチルアルコールなどの工業用アルコール含有の粗悪な密造酒による健康被害も問題となった(6)(7)。

要するに、今日における厳罰主義による薬物政策の失敗は、単に人類が禁酒法の失敗と同じ轍を踏んだだけのことなのである。

❖ハームリダクションの理念と実際

(1) 薬物対策におけるハームリダクションの位置づけ

このような厳罰政策に疑問を抱き、欧州を中心に政策転換を試みる国があった。そして、厳罰政策に代わる政策・実践の理念として登場したのが、ハームリダクションである。

ハームリダクションについて述べる前に、薬物対策に関する総論的な説明をしておく必要がある。国家的規模で薬物問題に取り組む際、まず優先されるのは、国民の薬物使用量低減のための政策である。そして国民の薬物使用量低減にあたっては、二つの戦略がいわば車の両輪となって機能しなければならない。

その一つは、サプライリダクション（supply reduction：供給低減）である。これは、社会内に薬物が流通しないように、薬物を規制し、販売者や販売組織を取り締まることを意味する。そしてもう一つは、デマンドリダクション（demand reduction：需要低減）である。これは薬物を欲しがる人を減らすこと、すなわち、薬物乱用防止と再乱用防止を意味する。なかでも重要なのが、薬物使用障害の治療と回復支援である。というのも、さまざまリスクを冒してでも薬物を入手しようとし、ブラックマーケットにおける薬物の価格を高騰させているのは、使用障害罹患者だからである。

しかし、規制強化による供給低減には限界があり、需要を低減すべく使用障害の治療・回復支援のための体制を整備しても、治療にアクセスしない者、あるいは治療から脱落する者、さらには治療を最後まで受けたにもかかわらず断薬困難な者は必ず存在する。そのような者に対しては、薬物使用の結果生じる健康被害や社会的弊害を低減することで、薬物使用によるハームを最小化する必要がある。そして、そのための対策がハームリダクションなのである。つまり、ハームリダクションは、決して供給低減と需要低減による薬物使用量低減施策を否定するものではなく、むしろそれを補完する施策といえるであろう。

(2) ハームリダクションの定義と対象

上述した位置づけを踏まえたうえで、ハームリダクションの定義を述べるとすれば、次のようになる。「すべての薬物使用者に適用される、薬物使用によるハーム低減のためのヘルスケア、社会福祉サービスの政策、および支援実践の理念」[8]。そして、その具体的な方法として、注射室設置、無償注射器交換サービス、メサドンやブプレノルフィンによる代替療法、断薬を条件としない住宅サービスや就労プログラム、過量摂取予防教育と過量摂取時の拮抗剤投与、安全な薬物使用法に関する情報提供がある。

もちろん、ハーム低減施策は上述のものだけには限らない。重要なのは、薬物使用をやめられない人、あるいは、やめるつもりのない人が一定の割合で存在することを前提とし、薬物の使用量ではなく、個人および社会レベルにおける薬物使用による「ダメージ」の量に注目し、その低減を求めることである。

実際、臨床現場では、一定の割合で薬物使用をやめられない人が存在する。幼少期の虐待や性暴力被害によって基本的信頼感を毀損されてきた薬物使用者のなかには、重篤な使用障害に罹患している者が少なくない。彼らは、心的外傷に関連する精神障害の症状が引き起こすさまざまな心理的・感情的苦痛への対処として、いわば「自己治療（self-medication）」[9]的に薬物使用を続けている。深刻な事例では、衝動的に湧き起こる希死念慮を一時的に意識から遠ざけるために——文字通り「生き延びる」ために——薬物使用を続けている。

このような臨床類型に該当する薬物使用者にとっては、いつ裏切るかわからない「人間」に援助希求するのは危険な行為であって、それよりは「物質」のほうがはるかに安心と感じられるのである。したがって、薬物使用者にとっての薬物とは、たとえるならば「ケミカル・フレンド(chemical friend)」[10]のような存在であって、性急な断薬要求は、セルフコントロールの手段を剝奪される恐怖を味わわされる体験なのである。

従来の厳罰政策においては、こうした薬物使用者は何度となく薬物犯罪によって逮捕され、刑務所服役を繰り返すなかで、社会での孤立を深めていた。また、医療機関においてさえ、断薬困難な患者として断薬ベースの治療プログラムから排除されてしまうことがあった。ハームリダクションでは、こうした薬物使用者ともハーム低減を目的とした支援関係を維持することができる。

その一方で、使用障害がないために薬物使用をやめるつもりがない人たちもいる。国連薬物・犯罪事務所(United Nations Office on Drugs and Crime：ＵＮＯＤＣ)編「世界薬物報告書 World Drug Report 2016」[11]によれば、過去一年以内に薬物使用を経験した者のうち、使用障害に該当する者はわずか一一・七%にすぎず、残りの者は薬物使用による医学的および社会的なハームを呈することなく、薬物と共存しながら生活している可能性が高い。なかには、社会的意義の大きい職業的活動を通じて、コミュニティに多大な貢献をしている者もいるであろう。

このような薬物使用者の場合、断薬を目標とする薬物使用障害治療プログラムにマッチせず、無理に参加を勧めても本人は何らメリットを自覚できないであろう。といって、そのまま薬物使用を継続していれば、将来的には使用障害に罹患し、さまざまなハームを生じるリスクが高いのも事実である。

ところが、ハームリダクションの場合、そのような使用障害未満の薬物使用者に無理に断薬ベースの治療プログラムを勧めたり、薬物使用の低減を求めたりすることはせず、現時点の彼らにとってメリットが自覚できる支援を提供するのである。たとえば、彼らをＨＩＶ感染リスクから守るために無償注射器交換サービスを提供したり、健康問題、あるいは仕事や子育てといった生活上のさまざまな困りごとに関して相談支援を行ったりする。それによって、薬物使用によるハームを未然に防ぎつつ、関係性を維持することも可能となり、使用障害発症時には速やかに介入し、必要に応じて断薬ベースの治療プログラムにつなげることもできる。

以上からわかるように、ハームリダクションは、断薬ベースの治療プログラムを基本に据えつつも、そこから抜け落ちてしまう薬物使用者に対しても支援を届けようとする点で、野心的な支援実践なのである。

⑶ ハームリダクションが重視しているもの

ハームリダクションは、薬物使用者の援助希求能力の乏しさに注目し、それに対する配慮を重視している[8]。援助希求行動を阻むのは、彼らが抱えているセルフスティグマである。それは、厳罰政策によって、「犯罪者」という否定的な自己イメージを内在化されることで生じている。さらに、幼少期の虐待やいじめ被害を生き延びた薬物使用者の場合には、基本的信頼感の毀損によって、それはいっそう強烈なものとなっている。

ハームリダクションはまた、薬物乱用防止の名のもとで、薬物使用者を凶悪犯罪者のように扱ったり、「モンスター」や「ゾンビ」のような恥辱的表現で描いたりするなど、意図的にスティグマを強化する啓発や予防教育を問題視している。こうした社会的スティグマが、地域社会からの排除を促進するとともに、当事者のセルフスティグマを強化するからである。

さらにハームリダクションは、援助者に否定的な態度を戒め、薬物使用者の基本的人権と人間としての尊厳を尊重する態度を求めている。[8] その意味では、マーラット[12]の、「ハームリダクションとは態度（attitude）のあり方であり、共感的プラグマティズムである」という言葉は、実に正鵠を射ている。同時に、ハームリダクションが、ハームを生じる危険の高い行動を管理するだけのものではないことも理解できるはずである。薬物使用者の人権――薬物使用をやめない権利も含めて――を尊重し、その個別性と文化的・宗教的背景を考慮したものでなければならず、ピアサポート（同じ薬物使用者による当事者支援活動）とアドボカシー（薬物使用者のための権利擁護活動）もまた必須の構成要素となっている。

(4) 個別的臨床実践におけるハームリダクション

ハームリダクションの理念を個別支援の場で応用したものが、ハームリダクション心理療法（harm reduction psychotherapy：ＨＲＰ）[13]である。ＨＲＰは、患者の尊厳を重んじ、その個人的嗜好を否定せずに強みを信じ、患者の動機づけの程度に合わせたかかわりを重視する個別支援の理念である。その特徴は、最大のハームは治療関係の中断であると捉える点にある。

ＨＲＰにおいては、いきなり断薬を強いることはなく、まずは自身の薬物使用習慣をそのまま実行させ、セルフモニタリングを奨励する。当座の目標は、薬物渇望のトリガーを自覚できるようになることである。そして、薬物使用を善悪で裁かずに、常に適応的な面と不適応的な面があると見なし、その両価性に共感しつつ、正しい方向へのスモール・ステップを評価する、という姿勢で臨む。

したがって、「薬物をやめたくないが、薬物による悪影響は避けたい」という当事者の要求――かつてならば、こうした要求は援助者から「否認」と一蹴されるのが常であった――は、自身を大切にする気持ちの芽生えとして、むしろ一種の「底つき」と肯定的に捉えるのである。

❖海外におけるハームリダクション政策の内容とその成果

現在、静脈注射を用いる薬物使用が問題化している一五八ヵ国のうち、九一ヵ国でハームリダクションに基づく施策（注射器交換プログラム九〇ヵ国、オピオイド代替療法八〇ヵ国）が採用されている(14)。以下、そのうちのいくつかの国の取り組みを紹介したい。

(1) スイス

スイスでは、一九七〇年代にヘロインの乱用が国内に拡大した。このような事態への対策としてスイス政府は、一九七五年に麻薬法を改正し、厳罰化と規制強化を推進したにもかかわらず、一九八〇年代後半には一〜二万人だったヘロイン使用者が、九〇年代には三万人にまで増加してしまったのである。そこで、一九九四年よりスイス政府は、注射器無償交換サービスやオピオイド代替療法を中心としたハームリダクション政策を開始した[15]。

注射器無償交換サービスを導入した結果、薬物使用者におけるＨＩＶ新規感染者は順調に減少し、一九九四年の九四七人から、一九九七年三六〇人、二〇一四年と二〇一五年はともに三人となり、ＡＩＤＳによる死亡者数も、一九九二年に四〇〇人であったものが、二〇〇〇年以降は五〇人前後で推移するという状況になった。また、オピオイド代替療法の導入によりヘロイン過量摂取による死亡者が減少し、一九九二年の四一九人から、二〇〇〇年以降は二〇〇人を下回るまでに減少した[16]。

これらの施策により、スイス国内のヘロイン使用者数は、一九九六年の一万八〇〇〇人から二〇〇五年の六〇〇〇人へと三分の一に減少した[8]。

(2) オーストラリア

二〇〇〇年以前、オーストラリアの薬物政策は厳罰政策であった。しかし、一九六四年には六人であったヘロイン過量摂取による死亡者数が、一九九九年には一一一六人にまで増加してしまい、オーストラリア政府は、ハームリダクション政策へと大きく舵を切ることとなった[17]。

現在、オーストラリアでは、オピオイド代替療法の実施と、注射室設置、さらには、公共施設でのハームリダクション・ボックス（注射器や消毒綿、コンドーム、薬物依存症からの回復のための社会資源の情報が箱詰めされたもの）の無償配布が実施されている。このサービス導入後、HIV新規感染者や過量摂取死亡者が減少した。何より重要なのは、国家予算の大幅な削減に成功したことである[18]。推計では、ハームリダクション政策に一豪ドル投入すると、医療費四豪ドル、公的資金七豪ドルの節約が実現できるという[19]。

(3) カナダ

カナダは、従来は厳罰政策の国であったが、HIV感染症や過量摂取死亡が深刻な社会問題となるなかで、一九八〇年代末頃よりある民間団体による非公式な活動として、注射器無償交換サービスや注射室の設置が始められた[20]。やがてこの活動に研究者チームが参画し、バンクーバー市限定の「研究特区での試み」として開始された。

バンクーバーにおける注射室設置活動は、多くの知見をもたらした。代表的なものを以下に列挙すると、HIV感染リスクの高い行動の減少、新規HIV感染者の減少、過量服薬による死亡者の減少、感染症治療に導入される薬物使用者の増加、断薬を目標とする依存症治療プログラム参加者の増加などがある。いずれも、個人の健康に関するハーム低減に成功したものである。[21] 社会に対するハーム低減にも貢献している。注射室設置により、路上で薬物を注射する者や、路上に使用済み注射器を廃棄する者が減少し、街の景観が改善されたのである。また、当初、注射室設置により周辺地域での犯罪が助長される懸念があったが、これについてもそのような影響はなかったことが確認されている。[4]

(4) ポルトガル

二〇〇一年、ポルトガル政府は、あらゆる違法薬物の少量所持や使用を非犯罪化（違法ではあるが、刑罰を与えない）し、治療プログラムや福祉的支援の利用を促すとともに、社会内での孤立を防ぐ施策を積極的に推し進めた。具体的には、薬物使用者に対する就労斡旋サービスの拡充、薬物使用者を雇用する経営者への資金援助、起業を希望する薬物使用者への融資などである。つまり、これまで薬物使用者を排除するために割いていた予算を、逆に社会内に居場所を作るために割り当てたわけである。

この政策は劇的な成功をおさめた。政策実施から一〇年後の二〇一一年、オピオイド代替療法参加者は以前の二倍以上に増え、ＨＩＶ新規感染者は一七％減少し、過量摂取死亡者は半減以下となった。[16] また、若者の違法薬物生涯使用経験率が一四・一％から一〇・六％に減少し、若者のヘロイン障害経験率も二・五％から一・八％に減少した。[16]

(5) マレーシア

マレーシアはイスラム教の国であり、セックスワークも男性同性間性行為も禁止されている。当然、薬物問題に関しても厳罰政策を採用してきた歴史があり、少量の所持でもただちに刑務所服役となり、さらに出所後二年間は毎日警察に出頭しなければならず、再逮捕された場合には懲役五～一三年、またヘロイン一五グラム以上を所持していた者は死刑という重い刑罰を科せられてきた。しかし、それにもかかわらず、HIV新規感染者数は急激に増加し、一九九〇年にはその数が一〇〇〇人に迫り、二〇〇〇年には五〇〇〇人、二〇〇二年には七〇〇〇人にのぼってしまったのである。[22]

そこで二〇〇六年、マレーシア政府は政策転換をはかり、注射器無償交換サービスとオピオイド代替療法を導入した。その結果、二〇〇九年のHIV新規感染者数は二〇〇二人に減少した。推計によれば、二〇〇六～一三年の八年間で、一万二六五三人のHIV新規感染予防に成功し、従来の対策を五〇年間続けていた場合に比べ、二〇〇〇万ドルもの国家予算の削減に成功したという。[23]

(6) 台湾

台湾では、もともと加熱吸煙によるヘロイン使用者が多かったが、二〇〇三年のSARS流行によって国外からのヘロイン流入が減少した結果、使用者は限られた少量のヘロインを効率的に摂取すべく静脈注射を利用するようになった。その結果、二〇〇〇年にはヘロイン注射使用者の四％にしか認められなかった注射器共有経験が、二〇〇四年には一五％まで上昇し、ＨＩＶ感染が拡大するに至ったのである。[24]

こうした状況のなかで、二〇〇五年、台湾政府はハームリダクション政策の導入を決定した。二〇〇五年には、まず注射器無償交換サービスを国内の二市二県で試行し、二〇〇七年からは国内全域で本格実施となった。その結果、二〇〇七年には七一三人であったＨＩＶ新規感染者が、二〇一〇年には一七七人に、そして二〇一二年以降は二桁台へと減少したのである。[24]

また、二〇〇六年二月からはメサドンを用いた代替療法を開始した。当初は、国内一五ヵ所の専門医療機関から開始し、二〇一五年には一六二ヵ所まで実施施設を拡大していった。専門医療機関の利用者は、二〇〇七年に五五八五人、二〇〇八年に一万二五九八人と増加していったが、二〇一五年には逆に減少して八七八九人となっている。この利用者減少は、台湾国内におけるヘロイン使用者の減少によるものである。[24]

(7) 国際機関のハームリダクションに対する認識の変化

以上のような報告が相次ぐなかで、国際機関は従来の薬物政策を見直さざるをえなくなった。その結果、二〇一三年、ついに国連は、「法の支配は薬物問題を解決する手段の一部でしかなく、刑罰は決して万能の解決策ではない」「健康被害や刑務所服役者を減らすという目標に沿って、人権や公衆衛生、また科学に基づく予防と治療の手段が必要」という、従来の対策を覆す声明を出すに至った。

さらに、二〇一六年四月、一八年ぶりに開催された国連麻薬特別総会では、一九九八年の前回総会での「薬物のない世界の実現」という非現実的な目標が撤回された。それどころか、「世界各地で起こるさまざまな犯罪や暴力は、薬物の使用によるものではなく、むしろ規制の結果」であり、「本来、健康と福祉の向上のためになされるべき薬物規制が、薬物使用者を孤立させ、社会的スティグマを強化している」という声明が出されたのである。今日、国際的には薬物問題はもはや司法的な問題ではなく、保健・医療・福祉的支援を必要とする健康問題と見なされるようになっている。

もちろん、ハームリダクションに課題がないわけではない。スイスでは、国内のヘロイン使用者が激減した代わりに大麻使用者が増加しており[15]、マレーシアと台湾においても、ヘロイン使用者が減少した一方で、ケタミンの使用者が増えたことが報告されている[23][24]。その意味で、ハームリダクションの課題は、依存性や健康被害という点で比較的「ソフト」な薬物使用の増加をどう考えるのか、という点にあるだろう。

❖わが国におけるハームリダクションの可能性

⑴ わが国の薬物政策の課題——規制の功罪

日本は先進国のなかでは、国民の違法薬物生涯経験率がきわめて低く、国際的には薬物乱用防止が奇跡的に成功した国として知られている。そして、しばしばその成功は、一九九三年以降、厚生労働省が推進してきた「ダメ。ゼッタイ。」というキャッチコピーによる薬物乱用防止啓発の効果であると考えられている。

しかし、本当にそうであろうか。もともとわが国は諸外国に比べて薬物問題の少ない国であったが、「ダメ。ゼッタイ。」開始後の九〇年代後半には第三次覚醒剤乱用期が始まり、さらに二〇〇〇年以降は、マジックマッシュルーム[25]や5-Meo-DIPT[26]などの「脱法的」薬物に翻弄され続けてきた。そしてその集大成的な悲劇が、二〇一二～一四年に巷を騒がせた危険ドラッグ問題であった。

実は、この三年間における危険ドラッグ対策には、わが国の薬物対策の問題点が見事に凝縮されている。わが国では、二〇一三年と二〇一四年の二回にわたって、危険ドラッグに対する包括指定という大がかりな規制強化が行われた。これは、従来の流通発覚後に行う「後追い的」な規制ではなく、すでに流通している危険ドラッグから判明した化学構造式の主要骨格に関して、側鎖変更によって合成可能と類推される数百種類もの成分を、いわば「先取り的」に規制する方法である。

こうした規制強化が行われた時期、使用障害に罹患する危険ドラッグ使用者が増加し[27]、危険ドラッグが入手困難となった二〇一六年以降は、危険ドラッグの代わりとなる薬物を求めて、覚醒剤や大麻などの違法薬物を使用するようになる者が少なくなかった[28]。

それだけではない。規制が強化された三年間、精神科医療機関では、危険ドラッグ使用者における重篤な神経症状の増加[29]、救命救急医療機関では、搬送された危険ドラッグ使用者の身体合併症重篤化[30]、さらには、危険ドラッグ関連死の増加[31]が確認されているのである。

こうした一連の事実は、わが国の危険ドラッグ対策が供給低減に偏りすぎ、需要低減への対策がおろそかとなっていたこと、さらには、無謀な規制強化が危険ドラッグを極めて危険な「モンスター・ドラッグ」に育て上げ、使用によるハームを増加させたことを示している。

皮肉ではあるが、あの時期、わが国で危険ドラッグ乱用がかくも深刻な状況を呈したことには、日本人の「思考停止した遵法精神」――違法薬物には手を出さないが、「捕まらない薬物」には諸手を挙げて飛びつく心性――が大きな役割を果たしていたといわざるをえない。実際、近年わが国では、精神科医療にアクセスする薬物関連障害患者においては、ベンゾジアゼピン受容体作動薬を中心とした処方薬や、感冒薬や鎮咳薬といった市販薬などの「捕まらない薬物」を乱用薬物とする者の割合が確実に大きくなっている[32]。このことは、法と刑罰による規制の限界を如実に示すものであろう。

(2) わが国で急ぎ着手すべきことは？

わが国の薬物対策において歴史的に最も重要な薬物は、いうまでもなく覚醒剤である。それでは、もしもわが国で覚醒剤使用者に対してハームリダクションを実施するとすれば、いったいいかなる方策が考えられるであろうか。

はっきりしているのは、覚醒剤使用者では、ヘロインの場合のような代替薬治療は困難ということである。覚醒剤のような中枢神経興奮薬は身体依存がほとんどなく、厳しい離脱は引き起こさない。したがって、メサドンのような置換薬は不要である。また、ブプレノルフィンのような渇望緩和に効果的な治療薬もなく、過量摂取時の呼吸抑制もないことから、拮抗薬投与も意味をなさない。

注射器交換サービスはＣ型肝炎やＨＩＶ感染症の予防という点で一定の効果を見込める可能性はあるが、一九九〇年代なかば以降、加熱吸煙による使用者が増加しており、また、わが国の薬物使用者におけるＨＩＶ感染の大半は男性同性間性交の際に粘膜を介して発生していること[33]を考えれば、その効果は限定的である[34]。そもそも、Ｃ型肝炎とＨＩＶ感染の治療が近年驚異的な進歩を遂げ、ハームリダクションにおいて感染症予防のもつ意義はかつてに比べて小さくなっている。

そうしたなかで、筆者自身が日々の薬物使用障害の臨床で感じている課題は、覚醒剤使用者の治療へのアクセスの悪さと治療脱落率の高さである[35]。それが、介入の遅れや、断薬困難に悩んだ末の破局的薬物使用――そしてその結果として生じる重篤な誘発性精神病や逮捕――を招いている。

振り返ってみれば、あの危険ドラッグの数少ないメリットは、治療アクセスのよさにあった。筆者の印象では、かつて危険ドラッグ使用者の多くは、初使用から数ヵ月程度で専門外来に受診していたが、覚醒剤使用者の場合は、初使用から一〇～一五年というかなり長い月日を経てから受診する傾向がある。決してその間、何も問題がないわけではなく、精神症状の発現はもとより、逮捕・服役の果てに家族や仕事、人間関係などを失っている。それにもかかわらず、なかなか治療にアクセスしない。その理由はおそらく二つある。一つは、「犯罪者」というセルフスティグマ（当事者が自身に対して抱く偏見、自分は人々から差別され嫌悪されているという思い込み）の影響であり、もう一つは、医療者による屈辱的な扱いや警察に通報されるのではないかという不安である。

その意味では、覚醒剤使用による最大のハームは刑罰といえるのかもしれない。実際、「平成三〇年版 犯罪白書[33]」によれば、覚醒剤取締法違反による検挙者数、および刑務所入所者数は最近一五年間一貫して横ばいであるにもかかわらず、同違反による検挙者の高齢化傾向と刑務所再入所率の増加傾向は年々進行している。この事実は、「同じ人間が繰り返し逮捕・収監され、いたずらに年齢を重ねている」という厳しい現実を示し、刑事司法手続きが覚醒剤使用者の再犯防止には役立っていない可能性、それどころか、かえって回復を阻害している可能性を疑わせる。

もちろん、だからといって筆者は、「覚醒剤の使用・所持を非犯罪化せよ」というつもりはない。たしかに規制と刑罰は新規の覚醒剤使用者の低減に貢献してきた可能性はある。しかし、少なくも治療の場では、医療者が守秘義務遵守を優先し、安心して相談でき、蔑まれたり拒絶されたりしない環境が必要である。それは、海外と比べるとささやかではあるが、わが国におけるハームリダクションの第一歩として最も現実的かつ喫緊の対策といえるであろう。

それからもう一つ、従来の「ダメ。ゼッタイ。」という薬物乱用防止の啓発のあり方を再考することも、実現可能なハームリダクション実践である。「一回やったら人生が破滅」といった非現実的なスローガンや、薬物使用者を恥辱的な表現で描写する啓発をやめ、乱用予防に併せて、薬物使用障害が解決可能な問題であることを伝える必要がある。

なお、従来の社会的スティグマによって「最初の薬物使用」を防ごうとする啓発こそが、現在、国内各地で問題となっている民間薬物依存症回復施設「ダルク」設立反対運動を生み出す偏見や差別意識を準備してきたのは間違いないだろう。関係機関ならびに関係者は、自身が当事者の孤立を促し、回復を阻害してきたことを猛省すべきである。

❖ おわりに

数年前、オーストラリアのシドニー市に設置された注射室を訪れた際、筆者は、壁に貼られたポスターの言葉を読んで仰天した。曰く、「覚醒剤を使う時には、できるだけ仲間と使おう」「きちんと食事をとって、水分補給も忘れないようにしよう」「連続して使わないで、一区切りついたらしっかり睡眠をとろう」。いずれも、覚醒剤使用者に向けたメッセージである。こうしたメッセージは、覚醒剤使用による健康被害を低減するとともに、使用に際しての罪悪感を低減し、被害関係妄想や追跡妄想の発現を抑制することが意図されたものだという。

その際、注射室常駐の看護師があるエピソードを紹介してくれた。注射室が設置されてから、あるひとり親の女性がふらりとやってきては、薬物を注射したついでに、看護師に子育ての相談をするようになったという。その結果、子どもはさまざまな児童福祉的支援を受けることになった。さらには驚くべきことに、その女性もいつしかみずから断薬治療プログラムに参加するようになったのである。従来ならば、薬物使用の後ろめたさからどこにも相談できないまま薬物使用を続け、最悪、子どもはネグレクトの末に死亡した可能性さえあった。実際、ある時期、シドニー市ではそうした悲劇的な事件が多発していたという。

冒頭にも述べたが、ハームリダクションは決して薬物汚染が深刻な国の「苦肉の策」ではない。むしろそれは、厳罰政策の限界から出発した、効果的な公衆衛生政策と支援実践の理念である。そして何よりもハームリダクションは、薬物使用者の人権を尊重し、厳罰政策によって支援から疎外された人間を孤立から救い出すための倫理的実践である。そのことを強調して、本章の締めくくりとしたい。

第8章

世界の薬物政策はなぜ刑事罰を諦めたのか

丸山泰弘　刑事法学

二〇二〇年四月、筆者は約二年間におよぶアメリカ留学から帰国し、コロナ禍の外出自粛要請がなされるなかで、日本のテレビ番組やCMに違和感を覚えることが増えていた。ごく短いものではあるがアメリカ生活で得られた感覚と、日本のテレビから受ける印象との違いは何かを考えてみたところ、いくつか思い当たることがある。一つには、アメリカでは、あらゆる人種やセクシュアリティの人々がドラマやCMに多く出演しているなど、ダイバーシティを意識した番組構成がなされていたことが挙げられる。しかしとくに気になるのは、日本ではアルコール飲料のCMが多いということである。アメリカではアルコール飲料のCMは自粛されており、滞在中に見た記憶がない。欧米ではアルコールはさまざまな作用を引き起こす「ドラッグ」の一種であるとの認識がなされている。子どもの学校周辺での販売が規制されたり、自動販売機ではアルコールが販売できない国もある。

一方で、読者のなかには、アメリカは大麻などのドラッグに寛容であるという印象をおもちの方もおられるであろう。アメリカでは二〇二〇年三月現在、四七の州で、マリファナの医療目的での所持は合法であり、嗜好使用目的での所持も一一州（さらにワシントンD.C.）で合法となっている。二〇二〇年に行われている大統領選挙（民主党代表選出）でも、大麻の合法化や薬物依存状態の人たちへのトリートメントを中心とした介入のあり方が取り上げられ、民主党の代表が誰になるか次第で、一気に連邦法としても合法化が進むのではないかと話題になっている。このように、アメリカは必ずしも物質依存を引き起こす薬物に厳格な対応はとっておらず、いわゆる「ドラッグ」に対して、日本とは正反対の寛容な国に変容しているのではないかとの見方もあるかもしれない。

しかし、果たしてそうであろうか。筆者の経験で言えば、日本では街で泥酔している人を見ることも、アルコールを片手に電車などの公共交通機関を利用している人を見ることも珍しくない。アルコールは急性中毒になるドラッグとして有名であるが、なぜか子どもの前でも公共共通機関でも路上でも嗜好品として使用されている。一部迷惑だと感じている人はいるであろうが、いわゆる薬物使用として非難されることも通報されることもほとんどないであろう。一方で、アメリカでは州によっては酩酊状態で道を歩くことは禁止されており、電車のなかでビールを片手にほろ酔いになる人（または泥酔状態の人）を見ることはほとんどなかった。このように、アメリカでは、アルコールをどこでどのように使用するかは厳しく制限されている。また大麻は公共の場での使用を禁じられている。これはアルコールの規制レベルに合わせたものである。

薬物使用問題への対応に目を向けると、刑事罰を用いない取り組みへと舵を切ることは、今や国際的な流れとなっている。すでにウルグアイやカナダでは国家レベルで大麻の合法化が行われた。国連も、二〇一九年六月の「国際薬物乱用・不正取引防止デー」において、アントニオ・グテーレス事務総長が、権利保障と健康管理に軸足を置いた薬物政策に取り組むことで、薬物使用を予防したり薬物使用者のリハビリテーションなどを行うサービスに偏見や差別がもたらされるべきではないとコメントを寄せている。[1] グテーレス事務総長は、二〇〇一年に依存性の高い薬物の非刑罰化に踏み切ったことで有名なポルトガルの出身である。そのポルトガルは、刑事罰に頼らずに薬物の問題使用を減らすことを目指し、実践を行いながら、その効果を証明している。つまり、薬物使用をコントロールする方法は必ずしも刑罰による取締りだけではないのであり、さまざまな方法が採られていると考えることが妥当であろう。

そこで本章では、厳罰化によって薬物の問題使用をコントロールしようとした結果、日本ではどのような問題が生じているのかを概観し、世界はなぜ刑事罰を諦めたのか、考えてみたい。とくに言及のない限り、末端使用者への政策について述べることとする。

❖「ダメ。ゼッタイ。」普及運動は何をもたらしたか

日本において著名な啓発活動は、財団法人麻薬・覚せい剤乱用防止センター（二〇一二年に公益財団法人麻薬・覚せい剤乱用防止センターとなる）が行った「ダメ。ゼッタイ。」普及運動であろう。[2]「ダメ。ゼッタイ。」普及運動は、それそのものが厳罰化によって薬物の問題使用をコントロールすることを試みたものではない。むしろ、未然防止、啓発活動の強化・推進により薬物使用の需要を減らし、薬物乱用に関する知識を普及し、それを許さない国民世論の形成を目指した活動である。

薬物使用の問題を予防するために使用前の人たちに介入することは、決して珍しい試みではない。ハームリダクション（徹底した取締りによって薬物使用を減らすのではなく、薬物使用による害悪を減らすことで問題使用をコントロールしようとする政策）を採用する国でも、経験者だけに集中したケアが行われているのではなく、むしろ使用前の若い段階で「使用させせない」ようにする取り組みがなされている。ただし、ハームリダクションを採用する国々と日本の「ダメ。ゼッタイ。」普及運動とで決定的に異なるのは、日本では薬物使用者が意思の弱い人、犯罪行為をする人、公共の福祉に計り知れない危害をもたらす人であるかのようなイメージを植えつける活動が中心であるのに対し、ハームリダクションを採用する国々では、単に恐怖や差別意識をもたらす教育では薬物使用の問題は解決しないと判断し、まず自分自身の命を助けるために何をすべきか、身の回

りに使用者がいたらどのように助けられるかなど、科学的根拠に基づいた薬物対策について、一〇代を中心に教育を行っている点である(3)。

冒頭にも触れたように、国際的な薬物政策を提言する国連をはじめとする組織は差別や偏見をもたらすような政策を採るべきではないという立場を明確にしており、刑罰による管理が強化されることに警鐘を鳴らしている[1]。たしかに、恐怖や害悪を徹底して強調することに初期使用を抑止する効果がまったくないとは言えない（少なくとも証明はされていない）。しかし、日本のように、使用者個人の問題であり、使用者は意思が弱く、犯罪行為であるという一方的な印象づけは、同時に多くの弊害をもたらす。とくに、「違法な行為」という位置づけは多くの市民の思考停止をもたらし、「薬物を使用した人」だから「悪い人」であるという安直な考えにいきつく。これでは、排除されやすい社会が形成され、回復を希望する人にその機会は提供されづらくなり、ますます孤立が深まっていく。本書の編者である松本俊彦も指摘するように、間違った規制や厳罰によって薬物を使用した人を排除し、孤立させるべきではない。「アディクション」からの回復にとって必要なのは、その反対語として素面を意味する「ソーバー」ではなく、孤立からの回復が重要であるとの視点から「コネクション」であるとする見方が必要になってくるであろう(4)。その取り組みと実践が、ヨーロッパを中心とするハームリダクションの試みである。

それらの実践を確認する前に、単なる厳罰化一辺倒から異なる方向へと舵を切り始めている日本の近年の取り組みを確認したい。ハームリダクションを採用する欧州の国々も、いきなり寛容政策に移行したのではなく、刑事罰を維持しつつも、どのように問題解決が可能か試行錯誤していた経緯がある。以下、治療的で福祉的な方向へと少しずつ向かいつつある日本の刑事司法における薬物政策と、最終的に刑罰で管理しようとすることの限界を考えてみたい。

❖日本の厳罰化の根拠と薬物乱用防止戦略

前節では、日本の取り組みが世界基準から見ると遅れているのではないかという論調で書き進めた。しかし、日本でも厳罰化だけで問題を解決しようとしてきたわけではなく、さまざまな試行錯誤もみられる。そこで、日本の薬物政策がこれまでどのような変遷を経てきているのかを確認したい。

まず、薬物犯罪対策として忘れてはならないのが、一九六一年の「麻薬に関する単一条約」、一九七一年の「向精神薬に関する条約」、そして一九八八年の「麻薬及び向精神薬の不正取引の防止に関する国際連合条約」など国連による条約を日本も批准し、国内法を整備していることである。表8－1に挙げるように、多くの国では、依存性物質となる薬物の使用などを禁止することを正当化していると考えられる。日本では、基本的にこれらに依拠して、罰則規定をもった各薬物法を中心に、処罰による統制を試みている。

とくに、末端薬物使用者への対応としては、依然として刑罰を用いた統制を行っている。しか

表 8-1 「麻薬に関する単一条約」の抜粋

【第 2 条 5 項】（規制を受ける物質） 5（a）締約国は、これらの薬品の特に危険な特性に照らして必要であると認める特別の統制措置を執るものとし、また、 5（b）締約国は、自国における一般的状況から判断して、これらのいかなる薬品についてもその生産、製造、輸入、取引、所持又は使用を禁止することが公衆衛生の健康及び福祉を保護するために最も適した手段であると認めるときは、これらの行為を禁止するものとする。ただし、医療上及び学術上の研究（締約国の直接の監督及び管理の下に又はこれに従って行われる臨床研究を含む。）にのみ必要なこれらの薬品の数量については、この限りではない。 【第 36 条】（刑罰規定） 1　各締約国は、その憲法上の制限に従うことを条件として、この条約の規定に違反する栽培並びに薬品の生産、製造、抽出、製剤、所持、提供、販売のための提供、分配、購入、販売、公布（目的のいかんを問わない。）、仲介、発送、通過発送、輸送、輸入、輸出その他この条約の規定に違反すると当該締約国が認めるいかなる行為も、それが故意に行われたときには処罰すべき犯罪になることを確保し、並びに重大な犯罪に対しては特に拘禁刑又はその他の自由を剝奪する刑による相当な処罰が行われることを確保する措置を執らなければならない。

※下線は筆者による

し、単純に刑罰による威嚇一辺倒ではなくなってきた面もある。図8-1にあるように、日本は三度の覚醒剤乱用期を経験している。第三次乱用期にあたる一九九七年頃に薬物乱用対策推進会議が開かれ、一九九八年に「薬物乱用防止五か年戦略」が策定された。その後、五年ごとに更新がなされ、二〇一八年には「第五次薬物乱用防止五か年戦略[5]」が策定されている。これらの戦略は、初期には末端使用者への徹底した取締りによって使用者を減らすことが中心となっていたが、第三次のフォローアップや第四次戦略が行われた二〇一三年頃には、適切な治療と社会復帰支援を行うことで「再乱用防止」を図ることが取り入れられるようになっていた。

たとえば、第五次戦略の目標2「薬物乱

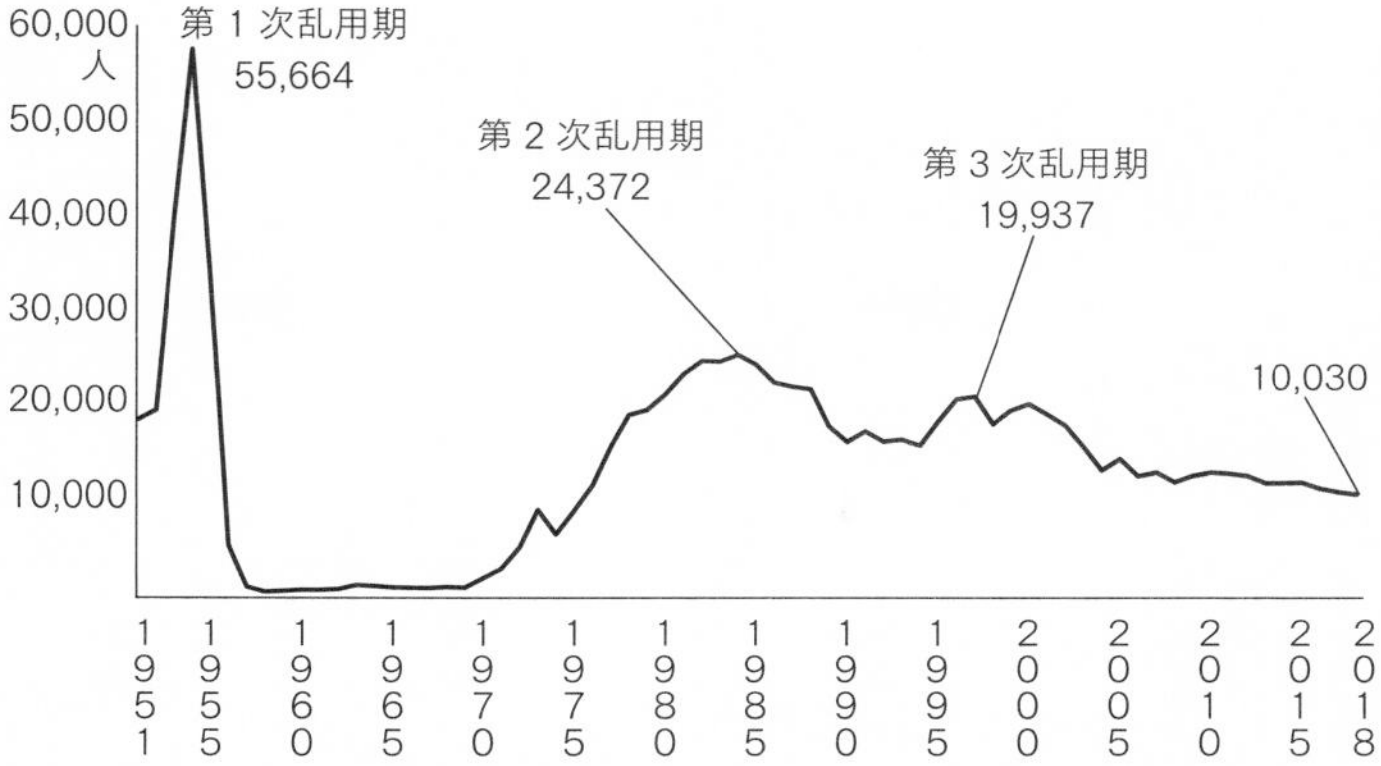

図 8-1　覚醒剤取締法違反の検挙人員（犯罪白書より筆者作成）

用者に対する適切な治療と効果的な社会復帰支援による再乱用防止」では、「[…] 薬物乱用者が社会復帰し、薬物の再乱用を防止するためには、認知行動療法等を中心とした薬物依存症の適切な治療と社会復帰に向けた効果的な指導・支援の両輪により対策を講じる必要がある。また、薬物依存の治療及び薬物乱用者の社会復帰支援には、関係省庁間での連携を密にすることは当然であるが、民間団体との連携や薬物問題に悩む家族へのきめ細やかな支援が重要であることを理解し、効果検証等を通じて、より一層効果的な再乱用防止対策を推進する必要がある」とされ、以下のような対策を講じると述べられている。すなわち、専門医療機関の充実等による薬物依存症者等への医療提供体制の強化、刑事施設や保護観察機関での効果的な指導と支援を行うとする刑事司法関係機関等における社会復帰につなげる指導・支援の推進、依存症相談員を配置した民間の支援団体との連携によって地域社会での連携を強化するための本人・家族等への支援体制の充実、である。このように、末端使用者やその家族、そして支援団体を含めた、刑事罰とは異なるベクトルの回復に向けた支援に触れるようになっているのである。

目標2のなかには、他にも「薬物依存症に関する正しい理解の促進」「薬物乱用の実態や再乱用防止に向けた効果的なプログラムに関する研究の推進」といったものが掲げられている。しかし残念ながら、冒頭に挙げた各団体が示すような科学的根拠に基づいた薬物の問題使用を減らす方法が検討・促進されているとは思われない。さらに、偏見や差別をもたらす刑罰に依拠した方法に警鐘を鳴らすような働きかけが行われているとも見受けられない。日本国内の使用者を犯罪者として取り扱う偏った報道への注意がなされているようにも見えない。そもそもこの戦略のなかでは、社会復帰支援を行うことを目標2で述べておきながら、目標3には「薬物密売組織の壊滅、末端使用者に対する取締りの徹底及び多様化する乱用薬物等に対する迅速な対応による薬物の流通阻止」(傍点は筆者)を掲げている。主には供給側に対する取締りの強化によって密売を防止するための捜査基盤の強化などが謳われているが、同時に需要側の対策として、薬物乱用者に対する徹底した取締りを推進するとされ、対応省庁として警察庁だけでなく厚生労働省も名を連ねている。

以上のように、再使用の予防に対して、本人の回復支援や家族支援などを行うことが戦略レベルで語られるようになっているが、依然として刑罰を用いた威嚇と予防、そして反省を促す方法に頼ったものであることがわかる。

❖近年の薬物政策

次に、薬物事犯に関連する刑事司法の法改正や新たなプログラムの動きを概観しておきたい。

二〇〇四年の刑事訴訟法等の一部を改正する法律（平成一六年法律第六二号）では、単純自己使用や所持の裁判における手続きが簡略化されることとなり、即日に判決を下せるようなった。主に薬物事犯に適用されることが多く、ある種の早期のダイバージョンが行えるようになっている。

これに付随するモデルとしては、不起訴や執行猶予判決が出る可能性が高いケースで、事前に警察の段階で回復プログラムを受けるように促すといったことがある。たとえば、福岡県警では二〇一八年から、初犯者の社会復帰を促す目的で、医療機関などにつなぐサポートを行い、ダルクをはじめとする民間支援団体を紹介するといった形で回復プログラムへの橋渡しをしている。捜査や裁判の段階から釈放後を見据え回復プログラムにつなげるという警察や検察の取り組みは以前から行われていたが、県と検察が連携し、事業を行うのは全国初であったとされる。(6)

また、数としてはかなり少数であるが、再度の執行猶予判決も言い渡されるようになっている。つまり、実務の世界では初犯であれば執行猶予付き判決を受ける可能性が高いといわれているが、再使用や所持によって、執行猶予期間中もしくは執行猶予期間が終了後まもなく再び刑事司法手続きに戻ってくる人も少なからず存在する。その場合に、再び執行猶予判決が出ることは非常に稀である。しかし、二度目の裁判の途中で保釈が認められ、本人の回復プログラムへの真摯な参加や取り組み、家族のかかわり方の変化など多くの要素を勘案し、立ち直りのきっかけとして、刑事施設に収容するのではなく社会のなかで再び薬物を使用しない生活を取り戻す機会を与えるという判決が出たこともある。(7) ただ、検察官の控訴が行われ、すぐに実刑判決となった。

さらに、上記の即決裁判などから保護観察付き執行猶予となった人に、特別遵守事項を付すことが可能となった執行猶予者保護観察法の一部改正（平成一八年法律第一五号）を土台とした二〇〇八年の更生保護法により、特別遵守事項として簡易尿検査を受けつつ認知行動療法を行う法的基盤が整えられている。そして、保護観察中の遵守事項の運用であるので、更生保護法によって仮釈放中の保護観察対象者にも運用が可能となっている。さらには、矯正施設でも、約一〇〇年ぶりに改正された刑事収容施設及び被収容者等の処遇に関する法律（平成一七年法律第五〇号）によって特別改善指導が行えるようになり、この特別改善指導の一つとして「薬物依存離脱指導」が行われている[2]。この改善指導については、強制的にプログラムを受けさせることができるという見方が学説でも語られることがあるが、検討が必要であろう。

手続きの流れとしては逆行することになるが、時期として新しいものには、刑法等の一部を改正する法律（平成二五年法律第四九号）と、薬物使用等の罪を犯した者に対する刑の一部の執行猶予に関する法律（平成二五年法律第五〇号）がある。これにより、二〇一六年からいわゆる「刑の一部執行猶予」が運用されている。これまで、実刑判決などの場合は全部を猶予するまたは全部実刑の選択しかなかったが、裁判所が刑事施設における処遇に引き続き社会内において規制薬物等に対する依存の改善に資する処遇を実施する必要がある場合に、再び犯罪を防ぐために必要かつ相当であれば、懲役または禁錮の一部の執行を猶予することができるようになった。しかし、引き続き社会内で継続した処遇が必要であるとすれば早期に仮釈放をすればよいだけのことであるし、再犯を繰り返す人への運用のためであるとする意見に対しては、そもそも上述のように再度の執行猶予を活用して回復プログラムにつなげればよいのではないだろうか[3]。

以上のように、これまでの厳罰化一辺倒から、再使用を防ぐための取り組みが、戦略レベル、刑事司法の法改正および実務レベルである程度なされていることが確認できる。しかし、本章の射程ではないが、刑事罰を土台に行う「支援」であることの限界は依然として存在しており、次節で確認するように、数値的には効果が出ていると見なすことは困難であろう。

❖刑罰があれば人の行動が変わるという神話

図8‐2は、一年間（二〇一八年）の覚醒剤取締法違反の検挙人員を態様別に表したものである。単純自己使用と単純所持だけで約九〇％となっていることがわかる。たしかに、危険物として薬物を見た場合に、営利目的で譲渡したり密輸入した場合は他人の法益を侵害する恐れがあるため、罰則をもって行動を限定的に抑え込もうとすることがあり得るかもしれない。しかし、母

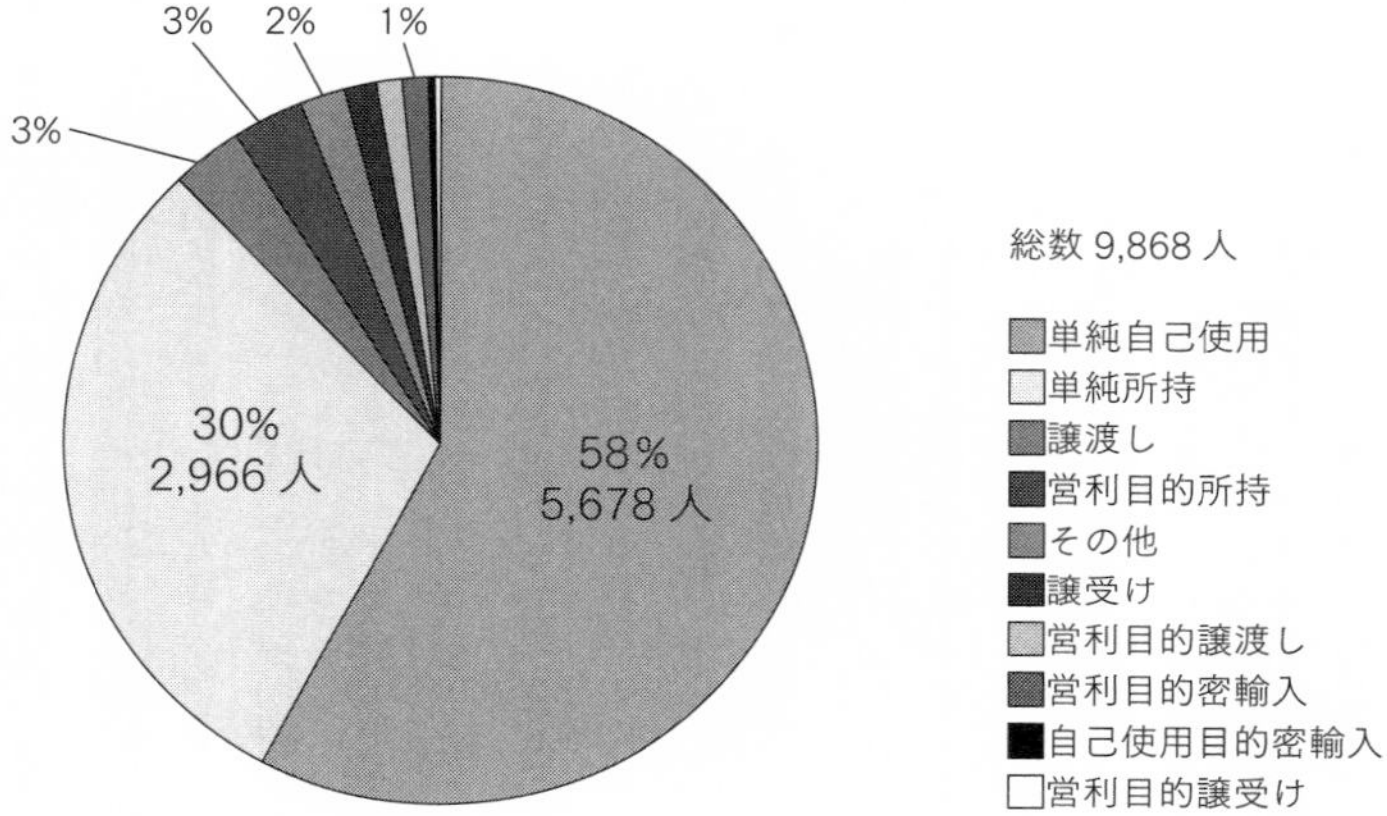

図 8-2　覚醒剤取締法違反の検挙人員 違反態様別（2018 年）
（犯罪白書より筆者作成）

数の違いがあるとしても、単純自己使用と自己使用目的所持に偏った取締りになっている。アルコールのように、そのものの所持や使用を過度に問題視するのではなく、薬理作用が生じている際に事件が起きた場合に、別の刑罰規定を置くことによって諸外国のように運用することは可能なはずである。依然としてマスコミ各社は著名人が薬物使用で逮捕される映像を繰り返し放映し、国連などが求める薬物使用者への偏見や差別を生み出さないようにする取り組みとは正反対に、「犯罪者」としての印象を植えつけ続けている。そして、処罰による統制には、刑務所人口の増加や暴力の増加といった効果しかないことがさまざまな論者から報告されている(8)。

　このような徹底した取締りと厳罰はどのように効果が出ているのであろうか。取締りによる薬物政策の効果を見るために、全体の犯罪の傾向を確

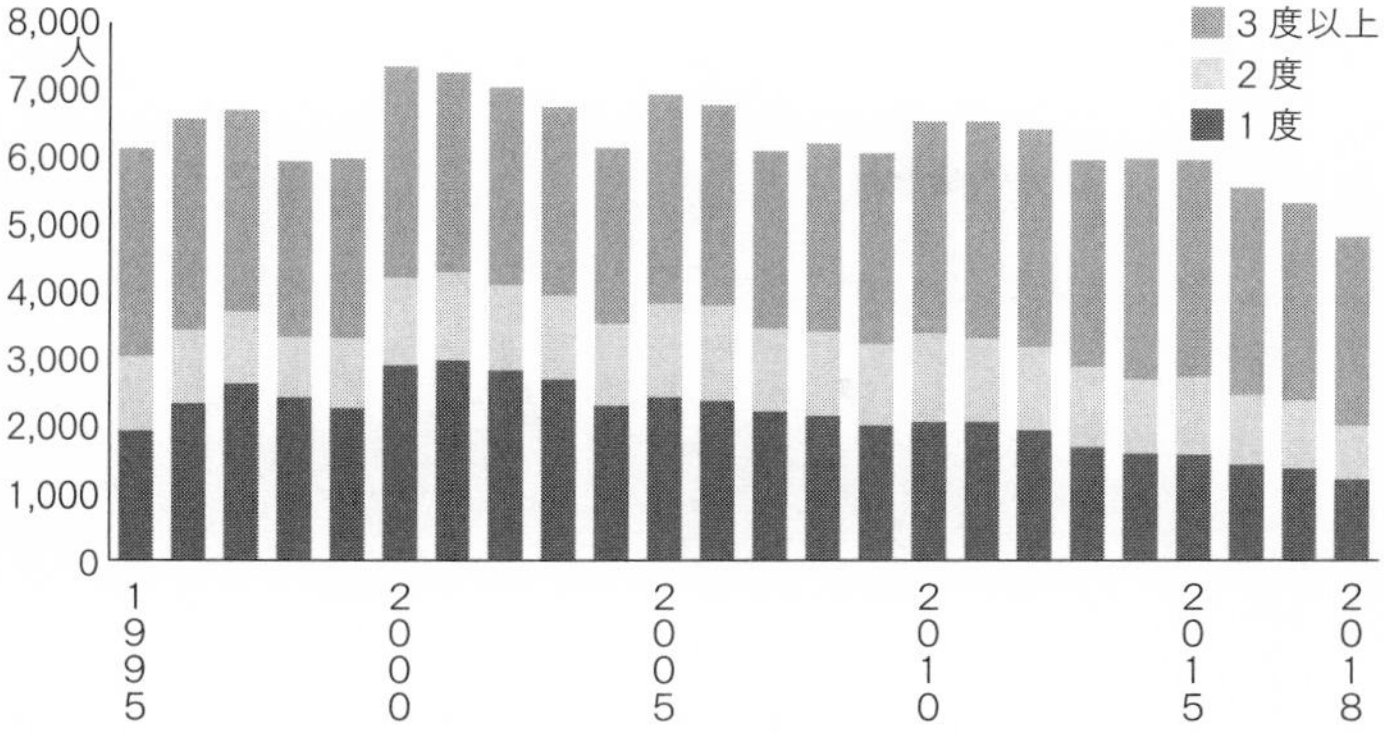

図8-3　覚醒剤取締法の入所受刑者人員（犯罪白書より筆者作成）

認したい。日本では近年、戦後最少水準に犯罪が減り続けている。たとえば、二〇〇二年に約二八五万件に及んだ刑法犯の認知件数は、二〇一八年には約八一万件にまで減少している。犯罪をする可能性が高いとされる若年層が激減していることがその背景として挙げられるが、少年による刑法犯も、一九八〇年代の約三一万人から、二〇一八年には約四万四〇〇〇人にまで激減しており、あらゆる分野で犯罪が減少している。

例に漏れず、覚醒剤取締法違反によって検挙される者の総数も、戦後の混乱期である第一次乱用期を除くと、約二万四〇〇〇人を記録した第二次乱用期がピークである。図8‐1にあるようにその後は減少し、二〇一八年までの数年は一万一〇〇〇人前後を記録している。犯罪をする人の総数が減少していることから、単純に薬物政策に効果があるのかないのかを判断することはできないが、図8‐3のように、覚醒剤取締法違反の受刑者人員の推移を見ると、初犯で刑事施設に入所する人は一貫して減少しており、二度以上、とくに三度以上刑事施設に入所する人の割合が増加していることが確認できる。つまり、刑罰を受けても再び刑事施設に戻ってくる人は多く、再使用の問題に厳罰の効果があるとは考えにくい。

そして、いかに従来と比べて福祉的で治療的な回復プログラムが行われるようになっているとしても、再使用者を減らすことにはつながっておらず、日本のような偏見をもたらす末端使用者への介入はさらなる孤立を生み出し、社会的制裁が加えられていく。それらは刑事司法の枠のなかで展開されている以上、さまざまな問題を引き起こす。ハームリダクションを推進する国々は、いち早くそれが不合理であることを認識し、必要な介入と解決方法は科学的根拠に依拠した教育であり、公衆衛生と社会保障を中心とした薬物政策であると気づいたのである。それを最後に確認して本章の役割を終えることとしたい。

❖むすびにかえて——刑事罰を諦めるハームリダクションの挑戦

「ハームリダクション」とは、Harm Reduction International の定義によれば「違法であるかどうかにかかわらず、精神作用性のあるドラッグについて、必ずしもその使用量は減ることがなくとも、その使用によって生じる健康的・社会的・経済的な悪影響を減少させるために行われる政策・実践・プログラム」である。(9) 注射針の交換や罰則を設けないといった印象だけが先行するが、公衆衛生や社会保障など幅広い分野の介入によって、さまざまな害悪を減らすことが取り組まれている。ただ恐怖感を植えつけるだけの教育は行わず、使用者を社会的に排除するような政策はとらず、科学的根拠に基づく薬物政策の実践を行っている。

こんなに厳罰化が進んでいる日本では、一足飛びに非刑罰化または非犯罪化に向かうことは不可能であると考える読者も少なくないであろう。実際に、ドラッグ・コートのように刑事司法の枠のなかで福祉的・医療的に介入し、回復プログラムを行うアメリカのような国も存在する。しかし、いかに表面上は福祉的・医療的であると見せていても、最終的には刑事罰を土台とする回復プログラムであること、それによってさまざまな医療倫理上の問題や、福祉施設の存在意義を揺るがす問題が生じていることを忘れてはならない[10]。

［1］元国連事務総長のコフィ・アナン氏や、一九九六年にノーベル平和賞を受賞した元東ティモール大統領のジョゼ・ラモス＝ホルタ氏などが設立したNGO団体「薬物政策国際委員会（Global Commission on Drug Policy）」は、アメリカ主導で行ってきた薬物との戦い（War on Drug）の失敗を主張するとともに、科学的根拠に拠って立つ政策を採用し、刑罰による管理をしないことの重要性を訴えている[11]。

［2］この特別遵守事項には罰則規定が設けられていることから、拒否することはできず強制的な処遇であるという見方もある。しかし、強制できるものではないという説も強く論じられている。本章では触れないが、くわしくは丸山泰弘『刑事司法における薬物依存治療プログラムの意義』[12]を参照されたい。

［3］刑の一部執行猶予制度に批判的な検討として、丸山泰弘「薬物使用者に対する刑の一部の執行猶予制度」[13]がある。

第9章

アディクションアプローチの現在

ハームリダクションの位置づけ

信田さよ子　臨床心理学

アディクションとアプローチの間に「・」を入れずに、ひとつながりの言葉として使用したい、そう思ったのは『アディクションアプローチ―もうひとつの家族援助論』[1]を上梓した時だった。今から二一年前のことだが、その理由は一九九五年末に原宿カウンセリングセンター（以下「センター」と略す）を設立し、文字通り医療とは独立した相談援助機関をスタートさせたからである。業態としても例が少なく、国家資格をもたない心理職が有料の相談・援助を実施する根拠はどこにもなかった。占いやスピリチュアルなカウンセリングとの差異化は急務だった。二〇一五年、国家資格である公認心理師が誕生したが、二〇二〇年の現在でも開業精神科クリニックと心理相談機関の違いは一般の人たちから理解されているとは言いがたいのだから、当時の我々の置かれた状況は推して知るべしだった。

そして、このような非医療モデルの援助論を提示することと、アディクション独特の援助方法とそれを基礎づける理論を明らかにすることとは同義だったのである。なぜならそもそもアディクションは、従来の統合失調症中心の精神科医療体制から大きく逸脱した問題系だったからだ[2]。アディクションアプローチという言葉を誕生させた動機は、センター設立と密接につながっていたのである。

❖四つの柱

『アディクションアプローチ』においては、次の四つの柱を提唱した。①ファーストクライエントとしての家族、②底つき、③イネーブリング、④自助グループの重要性、である。これらについて簡単に説明しよう。

①ファーストクライエントとしての家族：本人がなかなか来談しないことが常態であるアディクション臨床では、周囲で困っている家族への介入（family intervention）が優先される。本人・家族という分類よりも、困っている人は誰でも本人（当事者）として捉えるのだ。「アディクションにおける当事者とは誰か?」という問いをすでに九〇年代から突きつけてきたのである。治

療・援助への動機をもたない本人ではなく、まず家族を援助対象とすること。この発想は、一九七〇年代にアルコール依存症者の妻たちが断酒会という自助グループにみずから率先して参加することでもたらしたものであった。昨今「ヤングケアラー」(3)という言葉の紹介とともに、さまざまな精神疾患を抱えた親をもつ一〇代の子どもたちの困難が注目されつつあるが、すでにアディクションの援助においては、八〇年代から「アダルト・チルドレン」という言葉とともにその子どもたちが抱える生きづらさが注目されてきたことは特筆すべきである。

②底つき：本人の意志の力でアディクションをやめたりコントロールすることはできない。とすれば、本人を現実に直面させ、「底つき（hit the bottom）」を待つしかない。続けるか、それとも死かという極限状態を経なければ、アディクションはやめられないというのが「底つき」論である(4)。それは時には援助希求につながる福音にもなるが、いっぽうで死のリスクを孕んでいる。この言葉はアメリカのＡＡ（アルコホーリクス・アノニマス）において生み出されたものであり、回復者が体験を遡及的に語る際に用いたことから始まる。これを「底をつかせる」という援助技法として転用したのは援助者たちであり、当時それが孕むリスクはそれほど考慮されていなかった。

③イネーブリング：イネーブリング（enabling）とは、二日酔いで仕事を休む夫に代わって妻が欠勤の理由を捏造して会社に電話をするような、飲酒の尻ぬぐいのことを指す。断酒を促すはずの行為が結果的に飲酒を促してしまうパラドクスをいう。手厚いケアが本人を「底つき」から

遠ざけるとすれば、それは援助の有害性を逆証明することになるだろう。妻の愛情と思いやりは、夫が解決すべき問題を代わりに背負うことで、夫を無力化する。それが続くことで夫は妻がいなければ生きられなくなり、妻にコントロールされていく。この発想は、ケアとは何かという問い、ケアが孕む支配性へと通じるものであり、「共依存」概念の鍵となる視点を提供した。

④自助グループの重要性：当事者が集い今日一日アディクションをやめることを積み重ね回復していく姿によって、専門家は治療のヒントを得てきた。医師たちが研究・臨床のエビデンスを重ねる以前に、当事者が先にみずからが生き延びるために自助グループをつくった。この当事者主導こそアディクション援助の特徴である。そもそもアディクションの疾病概念も、自助グループの協力なくしては成立しなかった。底つきやイネーブリング、タフラブといった言葉を生み出したのも自助グループであり、専門家はいわばそれらを「剽窃」することで援助方法を模索してきたのである。

以上四つの柱は、非医療モデルであるがゆえに、二五年近くを経た現在においても、十分に革新的である。残念ながら多くの専門家は当事者主導などという発想をもってはいないからだ。もちろん、当事者に理解ある専門家がよきプロフェッショナルであるという理念は強固になっているが、それは一種の免罪符として機能するばかりで、日本の心理臨床や精神科医療においてはまだほど遠いのが現状だろう。そして、ますます進行する医療化に伴って、アディクションアプローチは現実の壁に阻まれたまま、選択肢の一つとして片隅に置かれたままだったといえよう。

❖その後のアディクションアプローチとプログラム化

二〇一〇年代に入って、アメリカで実践されているさまざまな制度化されたプログラムが日本でも盛んになった。国民皆保険ではないアメリカで開発され実践されたこれらのプログラムが、日本では精神科医によって輸入され広げられて現在に至ることは強調しなければならない。日本ではあらゆるプログラムが、医療システムの内部で実践されないと財政的基盤をもたないのである。それに伴ってアディクションアプローチの四つの柱の受け止められ方も変化した。

ファーストクライエントとしての家族への介入として、CRAFT（コミュニティ強化と家族訓練）プログラム[5]が導入された。また本人の治療動機が希薄であるがゆえに、底つき概念を実践の根拠とした援助者たちは、「動機づけ面接法[6]」の登場によって専門家としてのプライドを取り戻したかのようだった。底つきを待つことは専門家の怠慢であるとさえいわれ、古い対応だとして批判されるようになった。

イネーブリングという言葉は「共依存」概念として結実し日本でも広がったが[7]、二〇〇八年を境にアディクションとは別の層の人たちに注目されるようになった。「母娘関係」における母の支配を表すのに最適な言葉としてである[8]。「毒母」などという言葉よりも、母たちの愛情がもたらす支配性やケアの支配性につながる共依存のほうが、母親個人の病理を超えて関係性に注目している点で優れていると思われる。そして自助グループの活動への注目は、「当事者研究」[9]へと接続され、かつてないラディカルな変容を遂げている。

このような動きは、アディクション領域における専門家の復権を示すことになったが、いっぽうで専門家主導のプログラム実践[10]に当事者が協力することは、当事者と専門家の関係における新たな問題が生じることを予感させる。[11]

❖ハームリダクション

アディクション臨床史は、これまで述べてきたように専門家と当事者をめぐる複雑な歴史を孕んでいる。ハームリダクション（ＨＲ）概念はそこに新たな一ページを刻むのだろうか。カナダのトロントで実践されているＨＲについての報告[12]によれば、次の四点が柱になっている。

①アンチ・ゼロトレランス：やめる／やめないという二者択一ではなく、害（harm）を減らすことを目的とする。害を判断するのは本人であり、それを減らすかどうかも本人に任せられる。

②底つき・イネーブリングの消滅：やめる／やめないという選択・決定が当事者に委ねられる以上、やめることを前提とする「底つき」論も再考を迫られる。それは、イネーブリングを

やめることで底つきに近づくという家族介入・初期介入の有効性にも波及するだろう。
③専門家役割の更新：専門家の役割は、アディクションをやめて生きる回復に向けた援助から、物質使用の害がもたらす二次被害の低減（reduction）へと移行する。
④アディクションの健康問題化：医療モデルの異端として周縁化されてきたアディクションは、害を減らすことに主眼を置くことで、抑うつ症状や不安障害と等しく健康問題の一つとして並列化され、かつての個別特殊性を失っていくだろう。

❖ハームリダクションの背景

しかし、このようにＨＲをアディクション全体に汎化することは果たして妥当なのだろうか。アディクション臨床にかかわってきた援助者のなかには、薬物依存症からは距離をとる人が多い。なぜなら薬物のなかには非合法のものがあり、日本では「ダメ。ゼッタイ。」というキャンペーンとともに犯罪化されることで、依存症という疾病とは一線を画して扱われるからだ。とくに心理職は、アルコール依存症はまだしも薬物はちょっと……と援助対象から外す傾向が強い。「メディアも含めて犯罪・司法的認識が優位であることが、薬物依存症の回復を妨げている」という危機感がＨＲの根底にある。この視点を共有せずに、いたずらにアルコール依存症に対してもＨＲを適用してしまうことはどうなのだろう。季刊『Ｂｅ！』誌で松本俊彦氏と対談を行った際に一致したのはその点だった。

「最初の一杯」が連続飲酒に至るというテーゼは、長年アルコール依存症の世界では定説だった。自助グループでもそれが疑われたことはなく、スリップから再燃（リラプス）に至るプロセスでも、当事者たちは最初の一杯に手を出さないように今日一日ミーティングに参加する。そのことと「ダメ。ゼッタイ。」の薬物使用の犯罪化は、ともにゼロトレランス的アプローチといえよう。[13]

しかしながら、犯罪化され社会から排斥されることがかえって薬物依存症者の回復を妨げるという多くの臨床経験の集積からHRは生まれた。有名芸能人が薬物不法所持で逮捕された時のメディアの狂奔は、クスリに手を出すなんて人間としてどうか、甘えているといった精神論で埋め尽くされていた。そこに疾病と治療という視点は皆無だったのだ。

HRは、司法モデル・犯罪化がかえって回復を阻害するという危機感から生まれたといってもいい。犯罪か病気かという二者択一性は、たとえば性嗜好（性犯罪）やDVなどの暴力においても微妙な論点を提起するが、大きな分岐点は被害者がいるかどうかだ。性犯罪者やDV加害者がどれだけ相手に被害を与えるかを考えてみればわかる。しかし薬物使用は、被害者なき犯罪といわれるように、使用した当事者が専《もっぱ》ら薬物の被害を受けるのである。[14]

アメリカと日本はHR政策をとらない代表国である。カナダ、ポルトガルといった国はHRによって薬物犯罪が減少したというエビデンスを有しており、断薬のためにも刑務所より治療施設のほうが有効であることも示されている。[15]

もう一点、HRは「なぜ使用するか」という個人の内面を徹底してスルーしていることも重要だ。結果としてのハーム（害）をリダクション（低減）することを主要な目的にすることで、因果論的な心理的・精神的動機には言及しないという禁欲性がみられる。この点にも心理職は注目すべきである。これはおそらく自助グループとの棲み分けが前提とされており、なぜ薬に手を出してしまうのかに関しては専門家の援助では対象としないという政策ではないだろうか。

❖ハームリダクションの向こうに広がる世界

近年日本でも、HRをアルコール依存症にも適用するという風潮が生まれている。そのような傾向が強まれば、もともとアルコール依存症の臨床経験に基づいているアディクションアプローチとの抵触も生まれるはずだ。松本氏との対談は、あくまでHRは（非合法）薬物依存に対する政策的アプローチに限定するという点で終わっている。

しかし今後のアディクションアプローチのことを考えれば、アディクションにおけるいくつかの下位分類の必要性が提起されているのではないかと思う。ゼロトレランス的アプローチが不可能なアディクション、たとえば摂食障害である。食べ物を完全に断つことはできないからだ[16]。そうなると、HRはそのようなアディクションに対しても応用可能になるのではないだろうか。

もう一つ、トラウマとアディクションの関連が徐々に明らかになることで、アディクションと被害経験がつながり、アディクションに伴うスティグマが低減しつつある。[17] 意志の弱さや甘えといった人格的批判からトラウマ被害へのパラダイム転換は大きな意味をもつだろう。

そのこととHRとは、意外かもしれないが底流でつながる可能性がある。結果としての害を低減することと、トラウマ被害を生き延びるために必要だったアディクションは両立するからだ。あなたには必要だったアディクションだから、その害を減らせばいいのでは、という文脈は十分に成立するだろう。

そうなると、問題は害の低減の果てにアブスティナンス（断薬・断酒）が登場するのかという点に集約される。HRはそれについては言及しない。

「とりあえず目の前の道（害を減らす）を自転車で走っていきましょう、その向こうにどんな世界があるかは知りません」とするのか、「とりあえず目の前の道を走り続けていけば、その向こうには薬や酒とは無縁の世界が広がっています」とするのか。

摂食障害も、過食嘔吐はなくなったほうがいい。ゼロのほうがいいはずだ。ギャンブルも回数を減らせばいいが、ゼロのほうがもっといい。この点をどう捉えるのだろう。

❖アディクションアプローチがとりこぼしてきた薬物依存症

減酒療法・減酒外来という言葉も使用されているが[18]、それはHRの延長線上にあるのだろうか。

それとも、薬物に限定してHRは使用したほうがいいのだろうか。

おそらくアディクションにかかわる援助者は、最初から断酒・断薬を強調することはないだろう。少なくともセンターではそんなことはしない。可能な限り減らし、しらふの時間を増やしていくことから始めるに違いない。それは入り口としての「HR」であり、薬物の場合の政策としてのHRとは異なるだろう。援助者がその先に断酒・断薬を見越しているかどうか。あくまでその導入として害の低減を許容しているかどうかは大きな違いではないか。

アルコールもギャンブルも、アディクションは、甘えと意志の弱さというスティグマを免れない[19]。なかでも薬物は「犯罪者」という最大のスティグマとともにあり、病気という「言い訳」は許されなかった。HRはこのような社会的制裁・スティグマの深さによって誕生したということを強調したい。多くの援助者はアルコールと薬物を同じアディクションとは捉えないほどそれは周縁化されてきたのだ。アルコール専門病棟はあっても、薬物のそれは存在しなかった。それほどまでに、アディクションの領域においてさえ薬物は差異化（差別化）されてきたのである。

そのことを問題とせずに、HRをアルコールにも、という傾向に疑問を抱くのは筆者だけだろうか。むしろ、もっと多くのアディクションの専門家は薬物依存症に積極的に取り組むべきではないだろうか。

❖おわりに

正直に述べれば、アディクションアプローチとHRは抵触し、時には対立するかのように考えていた時期もあった。今でもそのような疑問点が払拭されたわけではないが、この二つは別個に並列して捉えるものではないということがしだいに明らかになった。書き進めながら、アディクションアプローチはこれまで薬物依存症をとりこぼしてきたのではないかと思うに至った。犯罪化されたがゆえに、司法に丸投げしてきたのではないだろうか。そのことを真摯に受け止めなければならないのではないか。

同じアディクションとして薬物依存を包摂すること、そしてその回復に不可欠な政策的転換を迫るものとしてHRを捉えるべきではないだろうか。

「自己治療」[20]という概念とともにアディクションとトラウマが接合されたことは、アディクションアプローチにおける物語性を豊かにした。一人の人間が傷つき、アディクションによって救済されて生き延びること。この物語にHRが接合することで、アディクションの結果として生じる害を低減しながらもっとしぶとく生き延びていくという物語の次の章が展開するはずだ。

第10章

依存症臨床における垂直方向と水平方向

平準化に抗するために

松本卓也　精神病理学

❖アディクションアプローチとハームリダクション

近年、依存症（アディクション）をめぐる専門家の議論のなかには、見過ごすことのできない一つの緊張が走っているように思われる。それは、アディクションアプローチとハームリダクションのあいだの緊張である。

アディクションアプローチとは、カウンセラーの信田さよ子が長年の依存症臨床のなかから取り出した実践の枠組みのことを指す。信田の『アディクションアプローチ―もうひとつの家族援助論』[1]によれば、アディクションアプローチは、①まずは本人よりも家族を援助対象とすること、②「底つき」概念、③「イネーブリング」概念、④「自助グループ」の役割が不可欠であること、という四つの特徴をもつ。最近、信田が編者となって刊行された『実践アディクションアプローチ』[2]に紹介されている多彩な実践をみればわかるように、その応用範囲は依存症を中心としつつも多様な広がりをみせているといえる。

この実践においてきわめて特徴的なのは、「底つき」という概念である。一般的に、多くの依存症当事者は、最初は自分から専門家に援助を求めようとはしない。むしろ、援助を求めてくるのは当事者の家族や周囲にいる人々であって、当人は問題を否認したり、あるいは「自分の意志の力で酒や薬物やギャンブルを断つ」「今度こそやめる」と考えていることが多い。ほとんどの場合、当人の意志の力によるそのような努力は失敗することになる。家族や周囲の人々は、当初はそのような当事者に協力的であることが多く、本人の代わりに借金を肩代わりしたりすることによって、逆説的にも当人の回復を妨げてしまうことになる（それゆえに家族や周囲の人々は、依存を可能にする人々という意味を込めて「イネーブラー」と呼ばれるのである）。当然、自分の意志の力によって依存をやめようとする当人の努力は繰り返し挫折することになる。その過程のなかで、「イネーブラー」であった人々も当人に愛想を尽かす時期がやってくるだろう。そのようにしてようやく、当人が「底をつき」、自分の意志の力だけではどうにもならないことを悟り、援助を希求することができるようになる。そこで専門家（支援者）と出会い、自助グループへとつながっていく。これが、「底つき」を重大な転機とみなすアディクションアプローチが描く一つのストーリーである。

ここには、人間存在のあり方をめぐるドラマティックな方向転換を見て取ることができるだろう。近代的な主体は、「意志」という力を前提としており、人が自分の行為について「責任」をとらされることがあるのは、その人が「意志」にもとづいて行為したからであると考えられている。しかし、依存症の数々の事例において見出されるのは、「薬をやめたいのなら、自分の意志の力で努力してやめればよいではないか。それができないのなら自己責任である」といった近代的主体を前提とする考えだけでは、依存症からの回復が難しくなるばかりか、当事者を余計に追い詰めてしまうということである。そして、力強い意志によってなされていた孤独な闘いが、完膚なきまでに挫折し、折れ曲がる（底をつく）ところから、依存症の回復は始まる。空間論的な比喩を用いて、仮に意志の力による運動（自分の意志による「決断」とそこからの「転落」）を垂直方向に位置づけるとすれば、その運動が折れ曲がった後には、同じ困りごとを抱えた人たちから構成される自助グループという水平方向に位置づけられうる集団のなかでの実践がある。孤立につながりやすい垂直方向の運動から、連帯にもとづく水平方向の実践へと降りていく方向転換こそが、アディクションアプローチにおける回復のモデルの基盤となっているのであり、「底つき」はまさにその方向転換の場所に位置づけられるのである。

他方のハームリダクションは、「底つき」を前提としない。そればかりか、ハームリダクションを推進する論者たちは、むしろ「底をつくこと」や、「底つき」を通じて当人の「否認」（自分が依存症であることを認めないこと）の克服を目指すことに伴う危険性に敏感である。それは、「底つき」を目指す過程のなかで、本人がもつリソースが枯渇してしまい、むしろ回復が困難となってしまうことも多いからである[3]〔1〕。そこでハームリダクションでは、薬物などの使用をゼロ・トレランス（「ダメ。ゼッタイ。」）方式で禁止するのではなく、どうしてもやめられないのならその使用に伴う害《ハーム》を可能な限り縮減することがまずは目指される。たとえば、注射器の回し打ちが肝炎やエイズを発症させ、依存症の当事者に重大な実害と本来なら背負う必要のない負担を強いているとすれば、公的機関が無料で清潔な注射器を配布するなどの政策をとることによって、プラグマティックに実害を減らすことが可能になる。また、薬物の使用を非犯罪化することもハームリダクションを推進する論者にとって重要な課題である。非犯罪化は、スティグマを減らし、当人や周囲の絶望を減らし、当事者を支援につながりやすくする効果もあると考えられるからである。

さて、アディクションアプローチとハームリダクションを比較した場合、前者にみられたドラマティックと評してもよいような垂直方向から水平方向への方向転換は、後者においては完全に消え去っているようにみえる。実際、信田は筆者との対談[4]のなかで次のように語っている。

『アディクションアプローチ』では、ゼロ・トレランスであるがゆえに自助グループの役割が非常に大きいと書きました。その自助グループにつながることを側面的に促進するものが治療効果につながり、逆に中途半端に話を聞いてあげてしまったり、酔っている人に対して「大変だったね」と言うと、回復から遠のくという発想です。そこにこそイネイブラーや共依存という言葉の意味があったわけですね。それがハーム・リダクションによって全部なくなってしまうのではないか、アディクション・アプローチも終わってしまうのではないか、と思っています。いわゆる水平方向を引っ張ってきたアディクションがさらにもう一段階行くと平準化されていくのではないか、「健康」概念によって社会が平準化されていく流れのなかにアディクションも取り込まれていくのではないか、という予測もしているのです。

再び空間論的な比喩を用いて言い換えれば、ハームリダクションは、初めから水平方向の実践なのである。このことが、公衆衛生学的な発想にもとづいた依存症患者の――ひいては、人口全体の――管理へと結びつく可能性があるという危険性に信田は注意を促している。自助グループにつながるまでの方向転換のドラマが可能にしていたある種の解放（とりわけ、「意志」の支配からの解放）が、悪く言えばのっぺりと平準化された新自由主義的な管理にとってかわられ、骨抜きにされてしまうのではないか――ハームリダクションの台頭はそのような危険性を感じさせる、ということであろう。前述したアディクションアプローチとハームリダクションのあいだの緊張は、まさにこの点にある。後者は前者がもつ（「底つき」概念などの）垂直性ゆえに前者に懸念をもち、前者は後者がもつ水平性ゆえに後者に懸念をもつのである。

もっとも、信田は、ハームリダクションの重要性を説く松本俊彦との対談(5)のなかで、アディクションアプローチとハームリダクションの両者は対立関係にはなく、むしろ補完的な関係にあるという結論に達している。だとすれば、ハームリダクションが本格的に紹介され始め、その重要性が認識されてきた現代において、私たちはこの二つの実践の関係をどのように考えればよいのだろうか。また、ハームリダクションは、何らかの仕方で補完される必要があるのだろうか？そのことについて、本邦において短くない伝統をもつアディクションアプローチの実践も踏まえながら考えておく必要があるだろう。

❖依存症臨床の変貌——規律社会から安全装置へ

アディクションアプローチとハームリダクションという二つの実践の関係についてさらに検討するために、ミシェル・フーコー〔2〕とジル・ドゥルーズの議論を参照してみよう。

かつてフーコーは、パノプティコン（刑務所などで用いられることを想定した一望監視装置）に代表されるような、「どこかから自分を監視してくる視線」を主体に内面化させ、それによって人々を「法に従属する主体」につくり変えていく権力を、「規律権力」と名づけた（一般的にイメージされる刑務所や学校は、この規律権力の典型であるといえる)。しかし、フーコーによれば、現代では「規律権力」は徐々に「安全装置」と呼ばれるものに取り替えられつつあるという。[6] 安全装置においては、統計にもとづいて制度や環境に介入することによって、たとえばある地域の犯罪の発生率を下げたり、危険とみなされる行動を未然に防いだりすることが目指される(若年者にしか聞こえない「モスキート音」を流すことによって、繁華街に若年者を近づけないようにする、といったものが「安全装置」の現代的な典型例である)。この二つの権力には明確な違いがある。規律権力が個人を「良い主体」へと教育・訓化することを目的としていたとすれば、安全装置はもはや個人を教育・訓化するのではなく、むしろ諸個人の行動を集団的に取り扱い、コントロールしようとする権力なのである。

ドゥルーズは、フーコーのいう安全装置のような権力が支配的になる社会を「管理社会(制御社会)(société de contrôle)」と呼んだ。彼は、論文「追伸—管理社会について」[7] において、「規律社会(société disciplinaire)」の後に到来する社会を「管理社会」と呼ぶ。この管理社会においては、規律社会のように、人々に「死の決定を下す」ような生殺与奪権(たとえば刑罰)が行使されるのではなく、むしろ「生を管理する」ような権力が行使される。すなわち、管理社会では、対象者を死刑や拘禁の脅しによって従属させるのではなく、むしろ「恒常的なコントロール」によって従属させるようになるというのである。

依存症に対するゼロ・トレランスからハームリダクションへの移行は、規律権力(規律社会)

から安全装置（管理社会）への転回と関連づけることができるかもしれない。というのも、アディクションアプローチにおける依存症からの回復のストーリーでは、「ダメ。ゼッタイ。」や「覚せい剤やめますか？　それとも人間やめますか？」といった、当事者を死に直面させる教育・訓化的なスローガンと対峙することから始まり、その運動が挫折するところ（底つき）から、水平的なグループへと開かれることが可能になっていたという点で、アディクションアプローチは規律権力を前提とした回復の道筋を示しているといえるからである。言い換えれば、アディクションアプローチは、規律権力に対峙し、それに対するずらしとしてのケアを発動させることを可能にするものなのである。他方、ハームリダクションでは、個人を規律との関係のなかで変容させることよりも、個人を公衆衛生学上のパラメータとして捉え、起こりうる害を管理（制御）することが問題になっている。

先に引用した信田のハームリダクションに対する懸念も、規律権力（規律社会）と安全装置（管理社会）の二つの違いから整理することができるだろう。彼女はまた、「座標で言うと垂直方向と水平方向との三角形がないと、無制限に北米的なプラグマティズムに行ってしまうなという危惧があ」るとも述べている。すなわち、アディクションアプローチが規律権力に対する垂直的な緊張関係を前提とし、そのうえで個人を水平的なグループのほうに開くことを可能にしていたものであったとすれば、ハームリダクションのような安全装置的な権力が全面化し、最初から個人が集団（マス）として問題にされるようになってしまったとしたら、すべてが平準化――権力との対峙の結果として獲得される水平化ではなく――された、荒涼とした砂漠のような世界しか、依存症臨床には残らなくなってしまうかもしれない……これが、信田が懸念していることなのである。

❖オルタナティヴとしての〈ハームリダクション〉

ここまで整理してきたように、アディクションアプローチが規律権力（規律社会）に対するオルタナティヴを提供するものであり、垂直方向から水平方向への方向転換を重要なものと考えていたとすれば、ハームリダクションは安全装置（管理社会）にきわめて親和的であり、そこにはアディクションアプローチにみられたような方向転換のダイナミズムがないようにみえる、という点に両者の緊張は存するようだ。もし今後私たちの社会がハームリダクションの方向に向かっていき、そのなかで私たちがアディクションアプローチの豊かな遺産を継承しようとするのならば、安全装置という権力装置に対するオルタナティヴがどのようなものでありうるのかを検討しなければならないのだろう。

薬物依存症者に対する刑事処遇についてフーコー的視座からの研究を行った平井秀幸[8]もまた、本邦においてハームリダクションを推進する論者たちが実際には、公衆衛生学的な目的に資するための単なるハームリダクション（ＨＲ）ではなく、むしろそれに対するオルタナティヴとしての山括弧付きの〈HR〉を推進しようとしている可能性を指摘している。すなわち、日本でいわれているハームリダクションにおいて「想定されているハームは公衆衛生上の問題ではなく、想定されているリスクも不潔な薬物使用ではない。人が生きることを困難にさせるような状況がハームであり、そうした生を脅かす状況をもたらさないようにする（ハームをもたらすリスクに介入する）のが当事者活動だと理解されている」のであり、「こうした実践をHRと呼ぶ当事者たちは、われわれの知る公衆衛生的HRとは異なるHRがあり得ることを自らの実践を通して可視化させ、それをより望ましい薬物統治として言上げしようとしているのではないか」（傍点は平井による）というわけである。

　ここで平井が言及している種々の「当事者活動」が、依存症の自助グループをその一つの源流としていることに[9]鑑みれば、本邦においてハームリダクションを推進する論者たちのなかにも、アディクションアプローチの精神や伝統が継承されていることがわかる。実際、松本俊彦は先に挙げた信田との対談のなかで、アディクションアプローチについて「私自身も使ってい」ると述べ、「自助グループが回復の中心であることは今も変わりない」ことを強調してもいる。彼は、ハームリダクションにおいて減少させるべき「ハーム」のフォーカスを、単なる公衆衛生学的な害悪のことだけではなく、むしろ「治療関係が切れてしまうこと」や「支援につながらないこと」といった人間関係の「つながり」の喪失に置いているのである。当然、その「つながった」先にある自助グループにおいては、アディクションアプローチから継承された水平方向の——平準化とは異なる水平化を可能にする――実践があるだろう。やはり松本においても、ともすれば平準化にみえ、実際に平準化そのものであるような実践を、いかに水平的なものにしていくのかが課題となっているのである[3]。

アディクションアプローチや、ここで検討してきた本邦におけるハームリダクションの独特のあり方は、フェリックス・ガタリやジャン・ウリが用いる「斜め横断性（transversalité）」という概念とも接続することができるように思われる。本章でこれまで用いてきた垂直方向、水平方向という用語は、筆者がルートウィヒ・ビンスワンガーの空間論とガタリやウリの理論を接続するために使っているものである。このビンスワンガー、ガタリ、ウリの三者が、それぞれ「隣人」や「主体集団」や「コレクティフ」という、自助グループとも類比可能な他者とのつながりを重要視していたことに鑑みれば[4]、依存症臨床のダイナミズムを捉えるためにもこの用語が役立つと考えられる。

まず、ガタリによる「斜め横断性」の定義をみてみよう。

［…］私は制度的転移といういささかあいまいにすぎる概念に代えて、集団における斜め横断性（transversalité）というひとつの新しい概念を導入することを提案したい。それは次のものに対置される横断性である。すなわち、／(1)たとえばピラミッド構造の組織図（長がいて副がいてといった）によってつくられた説明図のなかなどに見いだされる垂直性。／(2)病院の中

庭とか、興奮のおさまらぬ連中あるいはもっといい例としてはぼけてしまった人々を収容する特別舎のなかなど、つまり人とものがみずからのおかれている状況に最大限甘んじるかたちになっている一定の実際的状態のなかにおいて現実化するような類の水平性[10]。

垂直性とは、上から物事をおしつけられ、下から忖度（服従）するようなヒエラルキー的なあり方のことである。そして水平性とは、医学的なそれに代表される管理によって人々があらゆる個性を剝奪されてしまうようなあり方のことであり、私たちの文脈でいえばむしろ（水平化とは区別されるものとしての）「平準化」されたあり方と呼ぶべきかもしれない。ガタリは、この垂直性と水平性は、どちらがよいというわけではなく、むしろ両者がもつ抑圧性（すなわち、ヒエラルキー的な垂直性《おしつけ》と「出る杭は叩く」的な水平性《よこならび》）をともに乗り越えるような次元として「斜め横断性」が実現されなければならないという。本章において、垂直方向から水平方向への方向転換の実践であると整理してきたアディクションアプローチと、ともすれば平準化にみえがちな実践を水平的なものとするための日本版ハームリダクションが、やはり垂直性と水平性という次元をともに乗り越えようとしているとすれば、それらもまた斜め横断性の実践といいうるのかもしれない。

もっとも、単にそれらを斜め横断性の実践として言祝ぐだけでは不十分であろう。ウリが引用して強調した次の文章で示されているように、システムや権力と対峙しつつ治療や支援を進めていくためには、「制度内で起きることについての永続的な分析」が必要であり、つまりは現在私たちが行っている実践が、垂直方向・水平方向の両面において硬直したものになっていないかどうかについての絶えざる問い直しが必要となるからである。

『制度』に優位を与える厳密な機能のシステムによって、精神病者の治療をさらに推し進めるためには、わずかでもよいからその再創出に、つまりその、永続革命に場を与えることが必須である。私たちはそれを制度への具現（institutionnalisation）と呼びたいと思う。制度への具現が通用するためには、制度内で起きることについてのやはり永続的な分析が必要である。さらには、見かけは開かれた病院であろうと閉じられた病院であろうと、あるいは自由主義的なシステムであろうと権威主義的なシステムであろうと、精神科病院の世界の現実的な閉鎖が、動きも穴もない膜のようなものによって受け止められていないときに起きていることの永続的分析が必要なのだ。[11]

「制度内で起きることについての永続的な分析」の必要性は、最近話題を集めた東畑開人によるデイケアの分析にも見出すことができるだろう。[12] 彼は、「駆け込み寺」ないし「避難所」としてのアジールと文字通りの「収容施設」であるアサイラムが語源を同じくすることに範を取り、いわゆる「居場所型デイケア」はアジールであるが、容易に平準化されたアサイラムになってしまうこと、そしてその原因が効率や経済性を求める「会計の声」にあることを分析した。私たちの言葉でいえば、デイケアをアサイラムにしないためには、水平的なグループを平準化させないための工夫が必要なのである。しかし、何らかの特別なやり方やマニュアルに従っておきさえすれば、デイケアをアジールとして機能させ続けることができるわけではない。ここでもやはり、デイケアという制度のなかで起こっていることの永続的な分析が必要とされるだろう。同じことは、依存症臨床にもいえる。安全装置（管理社会）の時代において権力が絶えざる管理を課し、人々を平準化させようとするのだとすれば、それに対するオルタナティヴは、やはり制度自体の絶えざる分析によって可能になるしかないと考えられる。

❖おわりに――スペクトラム時代に可能なオルタナティヴとは何か

本章では、アディクションアプローチとハームリダクションの緊張に着目し、安全装置（管理社会）に対抗するためのオルタナティヴについて検討してきた。最後に付け加えるとすれば、このような考えは、単に依存症臨床の領域において重要であるだけではないだろう。実際、安全装置のような公衆衛生学的な管理は、依存症のみならず、精神障害一般にまで及びつつあるからである。

少し前に、メディアアーティストの落合陽一が、「あらゆる特徴がパラメータとなれば、障害が障害でなくなる未来が来る」という旨の発言をし、一部から顰蹙を買ったことがあるが、実際に、現在の精神医学においてはいくつかの精神障害が正常とも連続的なスペクトラムとして捉えられつつある。アメリカ国立精神衛生研究所によって開発されているＲＤｏＣ（研究領域基準）に顕著なように、これまで前提とされてきた「統合失調症」や「双極性障害（躁うつ病）」のような疾患概念を解体し、人間のあらゆる思考や感情や行動を認知機能をはじめとするパラメータの集合に還元しようとする方向は、今後ますます勢いを増していくことだろう。

そのような未来には、精神障害の診断名が消えることになるかもしれない。もちろん、診断名が存在することは、たしかにスティグマをもたらすという点で抑圧的であったが、診断名があることによって可能になる抵抗もまた存在したのである（自助グループや当事者活動もその一例であり、「同じ困りごとを抱えた人々」であることの指標として、診断名はグループへの入り口となりうるのである）。ＲＤｏＣのようなスペクトラム時代の思想は、そのような抵抗の可能性を消しさってしまうのではないだろうか。

そのような流れに対して、診断名を維持しようとする抵抗は、もちろん可能であろう。だが、時代の流れはやはりすべてをパラメータ化し、平準化していく方向に進んでいくだろう。だとすれば、そのような時代に可能な抵抗について現在から準備しておくことは無駄ではあるまい。その抵抗には、「精神分裂病など存在しない」と述べ、まさに診断名をなくそうとしていた反精神医学――その闘争は、まさにＲＤｏＣ等の動きによって皮肉にも実現されようとしているわけだ

——とは別の仕方のオルタナティヴが求められるだろう。本章で扱ったアディクションアプローチとハームリダクションのあいだの緊張が指し示しているのは、このオルタナティヴのためのヒントであるように思われる。

［1］もっとも、「底つき」概念を用いていた人々のなかでも、あまりに「底つき」を強調することの危険性は認識されており、それゆえ「底上げ」（危険な状態に至る前に「底つき」に到達させることを指す）という言葉も用いられていたようである。

［2］本稿で取り上げる彼の権力論とは別の視座からのフーコー的「ドラッグ」論としては、渡邊拓也『ドラッグの誕生』[13]がある。同書にもとづいた議論は本書第2章を参照せよ。

［3］平井秀幸は、松本俊彦らによって作られた日本版薬物依存症治療プログラムである「スマープ（SMARPP）」の広がりの速さに新自由主義的な統治との親和性を見て取り、「スマープ化」という表現を用いている[14]。同様に、信田さよ子は前述の松本俊彦との対談のなかでスマープのようなプログラムを「パッケージ化」されたものと評し、それでは「ツールとして有用でも、支援がそればかりになっていくと、人の生き死にの物語が伝わってこない」と述べている。それに対して松本は、支援者を増やすためには「スマープのようなワークブック方式が最適」であるが、「ワークブックだけでやめられるなんて、誰も思っておらず」、むしろワークブックを通して支援者と定期的に会い、つながりを作ることが最も重要であると返答している。

［4］山森裕毅は、これらの実践をオープンダイアローグや自助グループと並べ、「ミーティング文化」として整理している[15]。

第11章

なぜ医療はアディクションをネグレクトするのか

つながりを断たない医療を目指して

西岡　誠　内科学

この書籍を手にとる読者のなかには、依存症（アディクション）とその診療やケアに十分な理解があり、豊かで苦い経験を積み重ねた末、既存の治療・ケアに飽き足らず、ハームリダクションや人と人とのつながりに明るい未来、希望を見出している人も多いのではないだろうか？　筆者もその一人である。ハームリダクションの概念に触れ、日々の診療が大きく進化した。何よりマインドセットが変わった。人と人とのつながりが、かくも回復を促進するのだと実感している。

ただ、筆者は依存症診療を専門としているわけではない。また精神科医でも心理療法家でもなく、精神医療や心理療法の外側にいる内科医であるにすぎない。本章では、精神医療や心理療法の外側からみた依存症を出発点に、巷間流布する依存症言説とそれに対する疑問、筆者が紆余曲折を経てハームリダクションに辿り着いたこと、人と人とのつながりや助け助けられる関係が人を癒すこと、欠乏が充足され生存のためのタスクが減ると人は自然と健康になれることなどを、筆者の経験をベースに記してみたい。

❖医療者にとっての依存症

身体治療を専門とする多くの医療者は、依存症について無知である。薬物依存だけでなく、アルコール依存、タバコ依存についてもほぼ同様である。生活習慣病のリスクを高める飲酒をしている人が国内に推計一〇〇〇万人以上、生涯のどこかでアルコール依存症となる人が一〇〇万人以上いるといわれ、ありふれた疾病であるにもかかわらず。

その理由は明瞭で、依存症について教えられる機会が極めて少ないからである。講義で習わず、実習で患者に接することもなく、研修時代に適切なケアを学ばなければ、依存症を知るなど、ましてや治療するなど無理な話だ。筆者が内科医だからであろうか？　そうかもしれない。しかし筆者の知る限り、依存症を得手とする精神科医療関係者は少ない。一般の人と変わらぬ依存症観の持ち主に出会ったことも一度や二度ではない。

医療者が無知でも、依存症の患者はやってくる。急性期医療機関を受診する依存症患者の多くは、端的に「厄介者」扱いとなる。酒が身体を壊すとわかっていてもやめない。血を吐いた、意識がおかしい、腹が張ってきたなどと言っては、夜討ち朝駆けで救急受診する。治療の甲斐あって一命を取りとめたと思ったとたん、せん妄で人手と時間をとられる。少しよくなると治療なかばで退院を主張し、医療者と家族を困らせることもある。退院前、きっぱり「酒をやめます」と宣言したにもかかわらず、数日後にまたアルコール臭を漂わせ救急車で舞い戻ってくる。酔って怪我をしてやってきたうえ、大声で怒鳴り散らしたり、医療者を恫喝したあげく警察沙汰になったりすることも稀ではない。

依存症への無知とネガティブな実体験とが合わさると、偏見と嫌悪が頭をもたげてくる。酒に溺れるどうしようもない患者。治療する意欲に乏しい。嘘ばかり言って信用できない。ウチには来てほしくない、など。かく言う筆者も、同様の思いで依存症患者をみていたことがある。そしてその思いは、実体験に裏打ちされているだけに容易に覆ることはない。依存症を敬遠する医療者が多いのも、もっともだと思う。

❖依存症にまつわる言説

それでも依存症を理解し、少しでもよいケアを提供したいという思いもある。断酒会やＡＡ（アルコホーリクス・アノニマス）、ＮＡ（ナルコティクス・アノニマス）の名前くらいは耳にするし、書店に行けば依存症関連の書籍を手にすることができる。同僚や上司からの耳学問もあるだろう。

依存症について情報収集した筆者がかつて受け取ったメッセージは、「依存症治療とは酒やクスリをやめること、またやめさせること」「ボロボロになるまで落ちきらないと回復しない（いわゆる「底つき」）」などである。ほかにも、「病気の原因は飲酒。断酒しない限り治療は無意味」「喫煙者は咳が出て当たり前なので、薬は出さない」「タバコをやめない人は自分の外来に来させない」などと同僚や上司が口にしていたのを覚えている。何より、「依存症は内科の病気ではなく精神科の病気」というのが通奏低音であった。今となってはそのいくつかは誤り、都市伝説の類とわかるが、かつての筆者にはそれなりに説得的であったのだ。だが、うまく反論できずにいたとはいえ、疑問に思うことも多々あった。外来や入院あるいは在宅で、苦しんでいる患者やその家族と日々接するからだ。

「依存症治療とは酒やクスリをやめること、やめさせること」

なるほど、それができれば言うことはない。やめるためのプログラムは用意されているので、意欲のある人には、専門医療機関や断酒会、精神保健福祉センターを紹介すればよい。しかし、アルコール依存症患者が一〇〇万人以上いると言われるなか、治療につながっているのはわずか四万人というデータがある。やめることが最上と言い、やめさせることこそ治療だと言うも、治療につながっていない九六万人以上の人はどうなるのか。彼らに、やめること、やめさせることは届いていないではないかと思っていた。

また、筆者が研修医時代を過ごした地方都市に、依存症の専門家は決して多くはなかった。治療意欲の高まった「今、ここ」で、すぐに治療につなげることができなかった。もう二〇年以上前の話だが、ひょっとして現在でもそうかもしれない。地方都市ならどこも似通っているのではないだろうか？　素晴しい治療は、メディアと本のなかにだけあった。

「落ちきらないと回復しない」

仕事や友人、財産を失い、家族すら離散し、落ちるところまで落ちて、そこから復活する人はたしかにいる。落ちきった後、見事回復し、地の塩、世の光のごとき活躍をした人も知っている。ただ、落ちるところまで落ちて、いわゆる「底つき」を体験する前に、血を吐いて救急車で運ばれ、肝性脳症や肝不全で世を去る人は多い。心血管病で命を落す姿も見てきた。底つきで回復する一人の背後に、いったいどれだけ多くの早すぎる死があるのだろうか。もっと手前で何とかできなかったたか。

「酒・タバコをやめずに治療しても意味がない」

飲酒が多くの病気の要因であることは疑い得ない。肝疾患、心血管病、末梢神経障害、うつ病など枚挙に暇がない。喫煙にも同じことがいえる。だがそれは、高血圧と食塩摂取、２型糖尿病と摂取エネルギー過多の関係と同じである。食塩を多く摂る人の高血圧は治療しないのだろうか？　摂取エネルギー過多の人への糖尿病治療は無意味なのだろうか？　減塩できない人にも降圧薬を、食事療法がうまくいかなくても経口血糖降下薬を処方しているのが、内科外来の実状である。それでそこそこ成果を上げてもいるのだ。酒とタバコが別扱いされる根拠は希薄である。

また、酒やタバコが病気・症状の原因と決めつけるのは危険だ。依存症に無知で、患者に陰性感情を抱いているならなおのこと。多くは陰性感情にとらわれている自覚すらないので、必然、見逃しの危険が高まる。胃食道逆流症、アトピー咳嗽、咳喘息といったありふれた疾患が診断されずにいることも多い。診察と諸検査の結果、喫煙による慢性気管支炎が咳の原因とみていた患者の咳の主因が、喫煙室での受動喫煙だとわかったこともあった。喫煙室が取り払われ、外で吸わざるを得なくなったら頑固な咳が軽快したのだ。喫煙者自身も受動喫煙の被害者だったわけである。受動喫煙は非喫煙者だけという先入見が問題解決を遅らせた筆者の失敗である。

「タバコ・酒をやめない患者は診ない」

そう公言している医師には何人も出会った。次の予約をとらない。治療も打ち切る。せめてもの親切なのか、厄介払いなのかよくわからぬ紹介状を携えた患者にも会った。何をか言わんやである。タバコも酒もやらず、「やめろ」と言われてスッとやめられる患者ばかりなら、こんなに楽な外来はない。そういう患者は経験浅い若い医者や、筆者のような町医者に任せるべきだ。患者を選んで診るなら、いったい何のための大学病院や有名病院なのか。

「依存症は精神科の病気」

これは間違いではない。筆者のような非専門医は、依存症の理解が浅く、治療薬の扱いも不慣れで、回復プログラムも専門施設も有してはいない。依存症そのものの治療・ケアが、精神医療の領分であることに異論はない。

ところで、依存症患者は何が原因で命を落としているのだろうか？　タバコをやめられないこと、酒を飲みすぎることそのものではないはずだ。それらは単なる嗜癖行動にすぎない。言うまでもなく、摂取した物質の影響で心身を壊し、命を落としているのだ。アルコールであれば、不眠症、うつ病、自殺、肝硬変、心疾患、悪性腫瘍、結核、事故など、さまざまな健康被害をもたらすことがわかっている。一九六七〜二〇一二年に行われた一七の観察研究を対象にメタアナリシスを行ったルーレックら[1]の報告によれば、二一・八〜三〇・〇年（加重平均で男性一一・五年、女性一〇・五年）の観察期間中、アルコール使用障害患者二万八〇八七人のうち六四二〇人が死亡し、死因の上位は多い順に、男性で心血管病、外傷、消化器病、悪性腫瘍、女性で外傷、心血管病、悪性腫瘍、消化器病であった。

繰り返すが、依存症の治療・ケアは精神科の領分である。しかし、依存症患者の治療・ケアには、身体診療科も必要ということだ。早すぎる死を防ぎ、健康でいられる時間を増やすことは、身体診療科の仕事にほかならない。

❖内科医もしてみむとてするなり

依存症患者が身体診療科をよく訪れるのは、経験上もデータのうえからも明白である。彼らは身体疾患を併発し、それで命を落とすこともわかった。精神科と連携し、心身両面から健康サポートができれば理想的だ。推計一〇〇万人以上いると言われるアルコール依存症患者のうち、治療につながっている患者はわずか四万人程度。内科でもどんどんスクリーニングして、精神科治療につなげるのがよいと思っていた。AUDIT（飲酒習慣スクリーニングテスト）、ブリーフインターベンションまではできなくても、CAGEテスト（アルコール依存症スクリーニングテスト）くらいは可能で、積極的にアルコール問題を拾い上げることはできるだろう。実際、アルコール摂取と健康問題との密接な関係について少し情報提供するだけで、飲酒行動が変わる人はいた。アルコールを減らす、あるいはやめることで、体重が減り、血圧が下がり、肝機能もよくなっていった。

ところが、そううまくいくことばかりではない。正直に言うと、うまくいったことのほうが少なかった。アルコール問題を拾い上げ、適正な飲酒や健康問題について情報提供を行い、「薬より禁酒を」と説き、脅すようなことも稀ならず口にしたが、多くの人は暖簾に腕押しであった。診察にはやってくるし、薬もちゃんと飲んでいる。健康に関心がないわけではない。しかしアルコールのほうはさっぱり改善しなかったのである。筆者の診療が拙いことも要因だろう。筆者より好成績を上げている医師は大勢いるはずである。それにしても、なぜ健康に悪いとわかっていてやめられないのか。それが依存症であり、依存性物質だから。やはり依存症は精神科なのか。今にして思えば、筆者も「やめること、やめさせること」の呪縛にとらわれていたのだった。

❖生活困窮層からホームレスの人々の診療へ

筆者が研修医として勤務した医療機関は、生活困窮層の患者が多いところであった。いわゆる性風俗産業の集まる場所、生活困窮層の住まう地域にも診療所を展開し、迷路のような路地裏へ往診に出たり、どこにも行き場所のない人の入院を受けたりしていた。薬物依存こそ少なかったが、喫煙者の割合は高く、誰が見ても明白なアルコール依存症の患者も少なくなかった。補修もままならぬ患者宅が自然倒壊した（幸い無傷）、病院にやってきた借金取りから患者を逃したといった、珍しいエピソードも経験した。

医師としての出発点がこのようであったからなのか、東京へ来てほどなく、池袋駅周辺で野宿する人々の医療支援にかかわることとなった。いわゆる「炊き出し」に併設したテントで、無料の医療相談を行うのである。風邪症状、かゆみ、胃もたれ、下痢、腰や膝の痛みといった、一般的な訴えをもとにやってくる人が多い。通常の診察であれば、訴えに耳を傾け、症状に関連する事柄を尋ねて、バイタルサイン計測、身体診察、検査、診断そして処方という流れだが、医療相談では勝手が違う。検査ができないのはもちろんだが、詳細な問診も、丁寧な身体診察も、多くの場合求められてはいない。併発疾患を見つけるべくいろいろ尋ねようとすると、まどろっこしいとばかり席を立ってしまう人もいる。風邪には風邪薬、下痢には下痢止め、腰痛には湿布を求めているのだ。これでは街の薬局の販売員と大差ない。もちろん診察が必要とされることもあるし、その結果、緊急入院になることも少なくない。ただ、「今、ここ」のニーズを満たさない者は、信頼関係のきっかけすらつかめないのだ。

❖野宿者の深刻な健康状態

唯々諾々と求められるものを渡しているうち、やはりホームレス状態の人の多くが、深刻な健康問題を抱えていることがわかってくる。

二〇〇九年に森川ら[2]が行った調査によれば、調査に協力した池袋駅周辺の野宿者八〇人のうち、精神疾患と診断された者が五〇人（六二・五％）で、そのうち三三人（四一・三％）がうつ病、一二人（一五・〇％）がアルコール依存症、一二人（一五・〇％）が幻覚や妄想などの精神病性障害であった。また自殺の危険のある者が四四人、自殺未遂の経験がある者が二五人であった。

二〇一四年一二月末から二〇一五年始めまでの短期間ではあるが、筆者ら[3]が行った調査では、血圧測定した二六人のうち二一人（八〇・八％）が高血圧、そのうち一八〇／一一〇㎜Hg以上の重症高血圧（現在はステージ3高血圧）を一一人（五二・四％）に認めた。高血圧の治療を受けていたのはわずか一人であった。

これらはいずれも病院外で行われた調査結果である。もし病院で血液検査やX線検査、内視鏡検査、超音波検査を行えば、悪性腫瘍や消化器病などが追加で見つかる可能性が高い。野宿者の医療支援においても、依存症と身体疾患が大きな問題になっていた。

❖「それどころじゃねえんだ」

健康状態の悪い人に医療を届けること。それは医療者の使命である。ましてや最も厳しい暮らしを強いられるホームレス状態の人々である。いやがうえにもやり甲斐をかき立てるイシューといえる。依存症の回復プログラムを提供すればいいのだろうか？　心理カウンセリングなら特別な道具がなくてもできるだろう。運動習慣を意識づけるのもいい。減塩指導で血圧を下げるべきか？　それとも、降圧薬を安価もしくは無料で配布するのはどうか？　トリクロルメチアジド一mgが一錠六円台、アムロジピン二・五mgが一錠一〇円台なので、一ヵ月一八〇〜三〇〇円で降圧薬を提供することができる。ワンコインで一ヵ月から二ヵ月以上の降圧薬が買える。クラウドファンディングで十分に賄える金額ではある。"Homeless people can get antihypertensives by your one coin"とでもコピーを打てば、海外メディアも関心を抱くだろう。

しかし、筆者にはそのどれもが有望に思えなかった。というのは、ほかでもない野宿をしている人から、「先生、俺ら血圧どころじゃねえんだ。健康診断？　そりゃ受けたいけどさ、その日に食う飯のこと、仕事にありつけるかどうか、今日は晴れるかそれとも雨か。そっちのほうが大事なんだよ」という旨のことを言われたからだ。健康よりも、早すぎる死の予防よりも優先すべきことがある。今日生きることを優先せざるを得ない暮らし、それが路上生活だったのだ。今、つらくて生活に支障を来す風邪症状、腰痛のほうが、無症状の高血圧、悪性腫瘍より優先順位が高い。だからこそ、医者の問診や診察より、風邪薬や湿布を求めたのだ。

❖ハームリダクションとの出会い

依存症を抱える野宿者・元野宿者を支援する仲間から、「ハームリダクション」なる概念を知らされた。直訳すれば、害を減らすこと。一九八〇年代、注射薬物使用者を中心に蔓延したＨＩＶ感染症対策に端を発し、薬物使用の非犯罪化、より安全な注射手技の周知、清潔な注射器・針提供などを行う公衆衛生プログラムである。英国のＮＧＯ、Harm Reduction International(4)はハームリダクションをこう位置づけている。

ハームリダクションとは、薬物使用による健康への悪影響、薬事政策および法律に結びついた社会的・法的にネガティブな影響を最小化する政策、方略そして実践を指す。ハームリダクションは正義と人権とに根差す。前向きな変化と、当事者とともに活動することに焦点を合わせる。ジャッジせず、強制せず、差別しない。また、薬物をやめることを支援の前提として求めない。(筆者訳)

この理念に則り、注射薬物使用者に清潔な注射器・針を配って、HIV感染症やC型肝炎の感染を防いでいるのだという。そのことを知った時は驚いた。やめさせるのではなく、注射器・針を配るなんて! しかしすぐにその合理性は理解できた。仲間内で道具を共用すれば、HIV感染を起こしやすくなるだろう。不潔な注射針を用いれば、血流感染症を起こすもとになる。注射薬物をやめられないのなら、せめて害を減らして安全に。best から not worst へのシフトが本質だろうか。もちろんハームリダクションには、薬物をやめるための情報提供も含まれている。清潔な注射器・針を配布する場所にはやめるための情報もあり、すぐに治療につながれるよう配慮されている。

❖やめる「べき」、やめさせる「べき」からの解放

筆者は、ハームリダクションを「やめなくてもいい」「やめさせなくてもいい」というメッセ

ージとして受け取った。あまりにも一面的な理解だが、実は今もそれほど変わってはいない。酒もタバコもやめるのがベスト。そんなドグマから解放され、「やめられないなら薬は飲もう」「やめられない人ほど健診を受けるべき」と言うようになった。断酒をスリップした人にも、「飲まずにいられた日を作れたのは成果だ」と言い、何度でもスリップしていいからこのまま行こう、と確信をもって診療できるようになったのだ。

何が一番変わっただろうか。それは、ほかでもない筆者が楽になったことだ。やめるべき、やめさせるべきと思っていた時には、やめられぬ患者、スリップする患者を診るのが苦痛だった。いつまでもやめられぬ患者を前に、苛立ちと無力感から、重苦しい空気を発していたかもしれない。だが今は違う。やめるもやめぬもあなたが決めることだ。やめずにいるのもまた人生。それとかかわりなく、私はあなたが健康でいるための手伝いをする、と。

あまりにも「やめろ」と言わぬものだから、患者のほうで不安になり、自分からよその禁煙外来を受診したこともあった。めでたく禁煙に成功した後、筆者が禁煙外来に紹介しなかったことを責められもした。初診時、「俺は絶対タバコをやめない」と啖呵を切っていたのだが。

患者のほうでも、「酒をやめろ、タバコをやめろ」と今までさんざん言われ続け、うんざりしている。そんななか、「やめろ、やめろ」とやかましく言わない医者ならと、筆者のところに通っているのかもしれない。ただ受診する以上は、何らかの健康問題を抱え、それを心配していることは間違いない。高血圧、糖尿病、肝疾患、消化器病などだ。医者としてはそれらの根本原因、飲酒や喫煙にアプローチしたくなる。熱心な医者ほどその思いは強い。しかしそこを堪えて、あえて結果である高血圧や高血糖の治療に注力したほうがいい時もある。高血圧、糖尿病といった「今、ここ」ニーズに応えるだけでも、心血管病や脳血管障害のリスクは下がる。医療とつながり、検査を定期的に受けていれば、悪性腫瘍の早期発見も期待できるだろう。表層的で根治的でない「今、ここ」ニーズへの対応は、ハームリダクションと相性がいい。

❖人とのつながり、居場所、役割

池袋駅周辺で野宿者を支援している我々は、ただ食事を配り、医療相談に応じているだけではない。各種支援団体のコンソーシアム、ハウジングファースト東京プロジェクトを通じて、シェルターの提供、アパート探し、社会資源の活用など、ホームレス状態を脱出した後のサポートを行っている。また、野宿を脱した人たちは、ただ支援を受けるだけではない。今度は自分が野宿者を助ける側に回ったり、つながりある子ども食堂に卸すパンを焼いたり、体調を回復し再び仕事に戻ったりする人もいる。さまざまな障害を抱えていても、自分たちで当事者研究を行い、福祉的就労で無理なく仕事を続ける人もいる。

人とつながり、助け助けられる関係に入って、居場所や役割を得た人々は、不思議なことに、薬物使用や飲酒、喫煙の問題が改善することも多い。専門的な治療プログラムを受けていなくてもである。

筆者は野宿状態から脱した人を大勢診療しているが、ざっと八〜九割の人が、飲酒、タバコのどちらかあるいは両方をやめたり、減らしたりしている。先述の通り、筆者は専門的な治療を行っているわけではない。つながりを取り戻し、居場所を確保し、役割を得たことの影響だろうか？　もちろんそれは確実にあるだろう。しかし、禁煙・禁酒の専門治療を受けず、パンを焼いたり仕事に復帰したりしない人たちも、喫煙と飲酒を減らしているのだ。多くは生活保護を利用しており、野宿の頃より衣食足り、自由になる金が増えたにもかかわらず。これはどういうことだろうか。

人とのつながりや居場所を得た人も、ただ野宿を脱しただけの人も、飲酒量や喫煙本数を減らしている。きっぱりやめた人も多い。その理由を探していて一番腑に落ちたのが、カンツィアンとアルバニーズの『人はなぜ依存症になるのか―自己治療としてのアディクション』[5]であった。副題にある通り、薬物やアルコール、タバコを用いて、人は自分の苦痛を緩和しているのだと本書は言う。

路上生活の苦痛を和らげるため、アルコールやタバコを用いていたと考えれば、つながりや居場所、仕事、衣食住を得て、飲酒量や喫煙量が減るのもよく理解できる。親きょうだいや職場、近所とのつながりが切れ、居場所も安定した仕事も失い、酷暑寒苦にさらされて、日々の糧、寝場所を探す毎日が苦痛でないはずがない。野宿を脱し、生存のための多重タスクから解放され、欠乏が充足されたために、もはやタバコやアルコールで苦痛を緩和する必要がなくなったのだ。

ウィリアム・ホガースの版画「ジン横丁」には、悪徳の象徴・ジンで身を持ち崩したとされる人々の姿が描かれている。ジンによる健康被害、街の荒廃が社会問題となって、一七三六年、イギリスではジンの小売が禁止されることになった。だがこれは因果が逆で、貧困や差別の苦痛を和らげるため、安酒ジンをあおっていた人々が描かれているのだとわかる。

❖路上での知見を診療に

野宿者とそうでない人を同列に語ることはできないかもしれない。仕事や家庭をもつ「一般の」依存症患者が、パン作りをしたり、生活保護を受けたとしても、問題が解決するとは考えにくい。実際、究極の欠乏状態にある野宿の人と、仕事も家庭もある「一般の」人とでは、ケアするうえで、後者のほうが難しい面も多いと思う。

しかし、日常診療に資することもあるだろう。健康どころではない何か別の課題があると察し、やめる/やめさせるにこだわらず、できるところから健康リスクの低減を始める。薬物やアルコール、タバコでどんな苦痛を緩和しているのか。それを解決できないまでも、ともに考える姿勢で臨めば、best ではないとしても、not worst にはできると信じている。

第12章

薬物乱用防止教育とスティグマ

「ダメ。ゼッタイ。」からの脱却は可能か

嶋根卓也 公衆衛生学

❖薬物乱用は「ダメ。ゼッタイ。」

「私は、絶対に薬物乱用をしないことを宣言します。なぜなら、私には次のような夢や目標があるからです」

授業の締めくくりとして、薬物乱用をしない理由を自分の名前とともに白い用紙に記入する。この「絶対に使いません宣言」は、薬物乱用防止教育に携わる関係者を対象としたある研修会で

紹介された教育実践例である。私自身、中高生を対象とした薬物乱用の全国調査を担当していることもあり、こうした研修会に呼ばれることが多い。

この発表を聞きながらふと考えた。すでに薬物乱用の経験のある子どもがこの授業を受けたら、どんな気持ちになるだろうか。なんとも居心地の悪い状態になるのではなかろうか。あるいは、絶対にしてはいけないことをしてしまった過去を隠そうとする子もいるだろう。あるいは、なかば無理やり書かされる誓約書にサインしながら罪悪感を覚える子もいるかもしれない。

薬物乱用が発育・発達段階にある青少年に与える影響は大きい。そのため、わが国の薬物乱用防止教育は、一次予防が中心となっている。一次予防とは、いわゆる未然防止を目的とした予防であり、薬物乱用に当てはめてみれば、薬物乱用を始めさせないことが目的となる。したがって一次予防の対象となるのは、いまだ薬物乱用の経験がない非薬物使用者である。

しかし、実際には、薬物乱用経験のある子どもたちは、ある一定の割合で存在する。中学生や高校生を対象とする実態調査がそれを証明している[1][2]。また、薬物依存症者の過去を遡ってみると、その多くが一〇代で薬物を使い始めている。つまり、薬物使用開始の好発年齢である青少年期は、薬物問題を抱える子どもたちの早期発見・早期介入が求められる時期でもある。

このような事実があるにもかかわらず、現在の薬物乱用防止教育では、「学校に薬物乱用者など存在しない」ことが前提となっている。薬物問題を抱えた子どもの存在を無視した、一次予防に偏重した予防教育では、薬物乱用の危険性や有害性のみが強調される場合が少なくない。薬物乱用の危険性のみを強調する予防教育は、とかく「ダメ。ゼッタイ。」的なメッセージに終始しがちである。こうした予防教育は、薬物乱用者に対する偏見を強め、薬物乱用リスクの高い者を孤立させる危険性があることが指摘されている。(3)

薬物乱用者に対する偏見は、時にスティグマ（負の烙印）と呼ばれることがある。スティグマとは、ギリシャ語で身体に付けられた徴（しるし）を意味する。古代ギリシャにおいて、犯罪者や奴隷を区別するために、身体にタトゥーを入れたり、刃物で傷を付けたり、焼きごてを押し当てたりして付けられた烙印（stigma）が語源になっているという。

スティグマには大別して、パブリック・スティグマ（public stigma）と、セルフ・スティグマ（self stigma）の二つがある。(4)パブリック・スティグマとは、一般の人々によって支持されている特定の集団に対する差別や偏見を指す。薬物乱用・依存は、他の健康問題に比べてスティグマの対象になりやすいといわれている。(5)「薬物乱用者は暴力を振るう」「薬物依存者は重大犯罪を起こしやすい」などのいわれのない差別や偏見は、パブリック・スティグマの一つだろう。

一方、セルフ・スティグマとは、そうした差別や偏見が個人に与える否定的な感情のことを意味する。「自分なんて生きている価値のない人間だ」「どうせ自分は依存症だから」といった自己を肯定できない考えは、セルフ・スティグマの一つだろう。本章では、このスティグマという視点から、薬物乱用防止教育について考えていきたい。そして、「ダメ。ゼッタイ。」を脱却した予防教育について、筆者なりの考えを述べていきたい。

❖薬物を使う子どもたち

薬物乱用は、実際にどのくらい子どもたちの間に広がっているのか。

たとえば、近年、若者を中心に乱用が広がっているとされる大麻に着目してみると、日本の中高生における生涯経験率（これまでに一回以上経験した者が占める割合）は、〇・三％にとどまっている[1][2]。一方、米国の高校一年生における大麻の生涯経験率は三四％[6]、EU諸国の高校一年生では一九％[7]にも達する。単純に欧米のデータと比較すれば、たしかに日本の青少年における薬物乱用は極めて少ない状況といえる。しかし、いったん冷静になって、〇・三％という数字に向き合ってほしい。〇・三％とは、約三〇〇人に一人の割合である。中規模の中学校や高校であれば、在籍生徒数は三〇〇名を超えるだろう。つまり、薬物問題を抱えた子どもたちは、全国どの地域の学校にいても不思議ではないということだ。薬物問題は限られた地域に起こっている特殊な問題ではない。

では、薬物乱用経験をもつ子どもたちには、どのような特徴があるか。たしかに、薬物問題が発覚した子どもたちは、不良グループとの付き合いがあったり、暴力や問題行動などの粗暴的な問題が伴うことがあったりと、いわゆる非行的な側面から子どもたちの特徴が捉えられることが多い。しかし、そうした子どもたちの様子を注意深く観察してみると、社会的に孤立した状態にある場合や、児童虐待などの逆境体験を有する場合が少なくない。

たとえば中学生を対象とした調査研究によれば、大麻や覚醒剤などの違法薬物使用の経験をもつ子どもには、「学校生活が楽しくない」「親しく遊べる友だちがいない」「相談できる友だちがいない」のように、学校生活での孤立を窺わせる共通項があることが示されている。また、「保護者不在で子どもだけで過ごす時間が長い」「家族と一緒に夕食を食べない」「相談事があっても親に相談しない」など、家族とのコミュニケーション不足を窺わせる共通項もある。(1)(8)

一方、薬物依存症者の過去に着目してみると、児童期にさまざまな逆境体験を抱えていることがわかる。(9) 覚醒剤取締法違反により刑務所に受刑した薬物事犯者が一八歳までに経験した逆境体験を図12－1に示した。最も多いのは親の離婚や死別である。また、「殴る蹴るといった暴力を受けた」「心が傷つくような言葉を言われるといった精神的な暴力を受けた」など、家族からの虐待を児童期に経験している者もみられる。こうした被虐待経験は、とくに女性受刑者において高頻度で報告されている。

❖薬物乱用防止教育の現状

現在、子どもたちが薬物乱用防止について学ぶ機会には、主として一般教科を通じての指導と、外部講師による薬物乱用防止教室の二つがある。

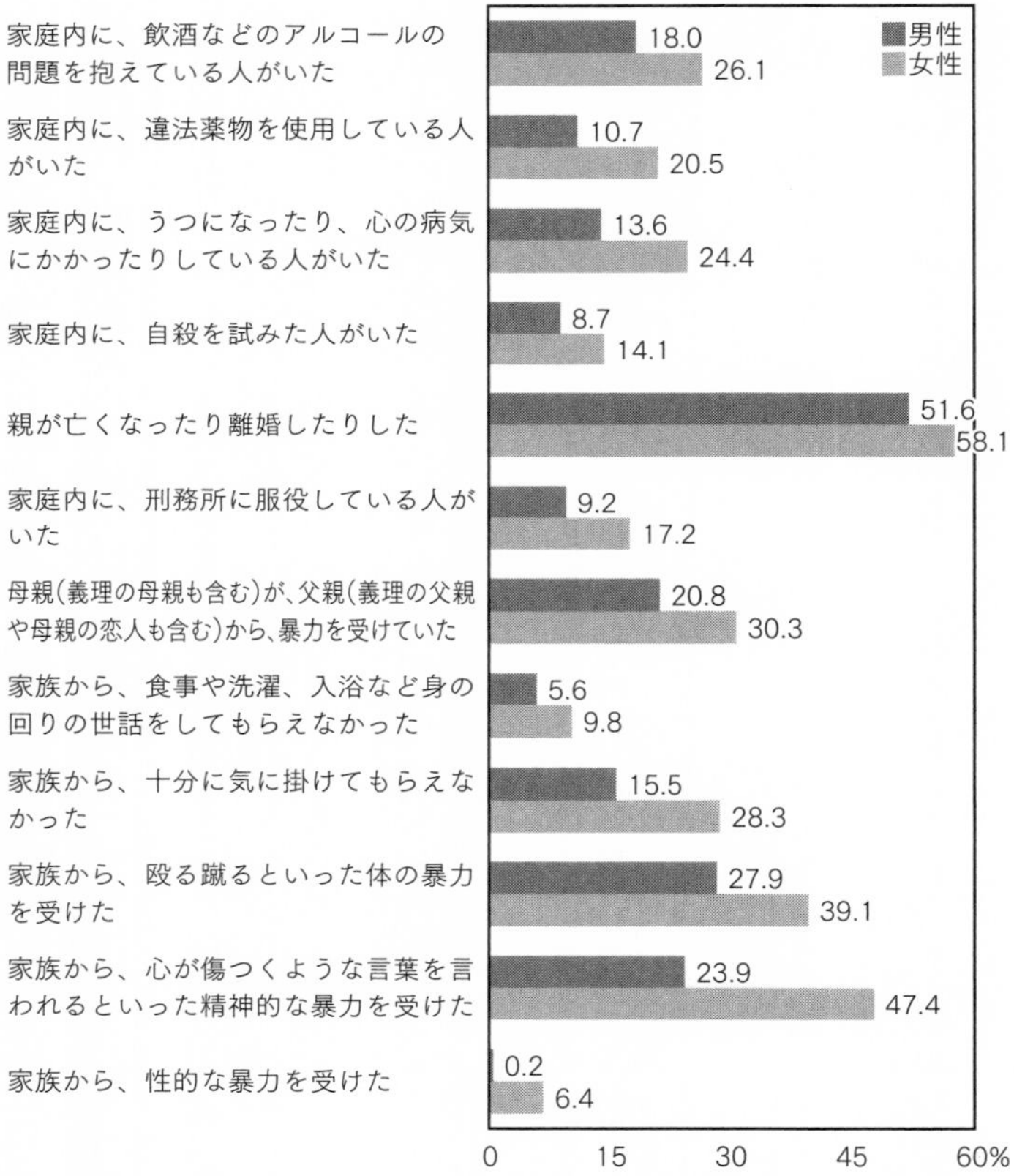

図 12-1　性別にみた児童期の逆境体験（対象は覚醒剤取締法違反により刑事施設に入所した薬物事犯者）（文献9）

中学校（保健分野）
喫煙、飲酒、薬物乱用などの行為は、心身に様々な影響を与え、健康を損なう原因となること。また、これらの行為には、個人の心理状態や人間関係、社会環境が影響することから、それぞれの要因に適切に対処する必要があること。

高等学校（保健体育）
喫煙と飲酒は、生活習慣病などの要因になること。また、薬物乱用は、心身の健康や社会に深刻な影響を与えることから行ってはならないこと。それらの対策には、個人や社会環境への対策が必要であること。

図 12-2　中学校および高等学校の学習指導要領における薬物乱用防止教育に関する記述

一般教科による薬物乱用防止教育は、主に保健体育や道徳の授業内で行われている。たとえば保健体育の学習指導要領には、「喫煙、飲酒、薬物乱用などの行為は、心身に様々な影響を与え、健康を損なう原因となること」（中学校）、「喫煙と飲酒は、生活習慣病などの要因になること。また、薬物乱用は、心身の健康や社会に深刻な影響を与えることから行ってはならないこと」（高等学校）などの記載がある（図12－2）。

では、実際の教育内容はどのようなものか。やはり薬物乱用者のスティグマを強めるようなものなのだろうか。たしかに、中学生が使っている教科書を見てみると、真っ青な顔をした薬物乱用者が、薬物の影響下でナイフを振りかざしている姿やお金を盗む様子がイラストで描かれるなど、薬物乱用者のスティグマを強調するような表現も確認できる。[10] その一方で、「薬物は心のすきに入りこんでくる」のように、メンタルヘルスの文脈で薬物問題を捉えようとする記述もみられる。[11] さらに、高校生向けの教科書となれば、薬物乱用者の治療が医療機関で行われていることや、社会復帰のために自助グループが活動しているなど、相談や支援に踏み込んだ記載もみられる。[12]

近年、文部科学省では、薬物乱用防止のためにライフスキル教育に力を入れている。ライフスキルとは、「日常生活のなかで生じるさまざまな問題や要求に対して、建設的かつ効果的に対処するために必要な心理社会的能力」と定義される。ライフスキルを育むために、セルフエスティーム、意思決定、目標設定、ストレス対処、コミュニケーションスキルを重視した教育が推奨されている。[13] 具体的には、薬物を使ってしまいそうな危険な心理状態になった時の対処行動や、飲酒・喫煙・薬物乱用に誘われた時の断り方を話し合うといった授業が行われている。ロールプレイなどの実践教育が活用される場面も少なくない。以前、参観させてもらった保健体育の授業では、ロールプレイを通じて「身近な人からの誘いを断るのはなかなか難しい」といった本音を語る生徒の姿が印象に残っている。その生徒に対して、上手な断り方をクラス全体で考えていく温かい雰囲気があった。このように、一般教科での薬物乱用防止教育は、必ずしも「ダメ。ゼッタイ。」に終始したものとは限らない。

一方、薬物乱用防止教室はどうだろう。第五次薬物乱用防止五か年戦略においては、「薬物乱用防止教室は、学校保健計画に位置付け、すべての中学校及び高等学校において年一回は開催するとともに、地域の実情に応じて小学校においても開催に努める」とある。[14] 実際、多くの学校でこの活動に取り組んでおり、平成二九年度における開催状況は、小学校七九％、中学校九一％、高等学校八六％であった。では、どのようなメッセージが子どもたちに伝えられているのだろう

表 12-1　薬物乱用防止教室に招聘される外部講師の職種（2013 年）（文献 15）

職種	小学校 人数（%）	中学校 人数（%）	高等学校 人数（%）	中等教育学校 人数（%）	合計 人数（%）
警察職員	4,732(33.0)	4,045(46.8)	1,659(51.9)	19(67.9)	10,455(39.9)
麻薬取締官・員 OB	570(4.0)	173(2.0)	79(2.5)	0(0.0)	822(3.1)
薬剤師	4,775(33.3)	2,101(24.3)	524(16.4)	3(10.7)	7,403(28.2)
医師	578(4.0)	290(3.4)	56(1.8)	0(0.0)	924(3.5)
保健所職員	864(6.0)	571(6.6)	184(5.8)	0(0.0)	1,619(6.2)
精神保健センター職員	30(0.2)	24(0.3)	17(0.5)	0(0.0)	71(0.3)
衛生部局等行政担当者	175(1.2)	105(1.2)	68(2.1)	0(0.0)	348(1.3)
大学教員等	106(0.7)	127(1.5)	83(2.6)	1(3.6)	317(1.2)
指導的な教員	1,634(11.4)	1,020(11.8)	318(9.9)	3(10.7)	2,975(11.3)
その他	2,466(17.2)	1,460(16.9)	507(15.9)	5(17.9)	4,438(16.9)
計	14,339	8,649	3,197	28	26,213

か。日本学校保健会が発刊している薬物乱用防止教室マニュアルでは、「薬物乱用は誰にも起こり得る問題であること」「乱用される薬物は、使用することはもちろん、所持することも禁止されているという曖昧さのないメッセージ」「薬物等の誘惑に負けない気持ちをもつことが充実した人生につながるという積極的なメッセージ」などが必要な内容として紹介されている[15]。

そのメッセージの伝わり方は、担当する講師のバックグラウンドや考えに左右される。実際には、警察職員、麻薬取締官ＯＢ、薬剤師などが外部講師として招聘される機会が多い一方、精神保健福祉センターや保健所など地域保健に従事する者が招聘されることはあまりない（表12－1）。警察や麻薬取締官ＯＢであれば、やはり取り締まる側の立場から薬物犯罪の実情について話をすることが多くなる。「過去に自分が逮捕した被疑者のなかには、こんな凶悪なヤツがいて……」といった昔話が登場することもあるだろう。こういう話をすれば、「薬物乱用は犯罪」という強烈な印象を子どもたちに植えつけることには成功するかもしれない。

一方、薬剤師はどうだろう。ここでいう薬剤師とは、学校に配置される学校薬剤師のことである。すべての学校には学校医、学校歯科医、学校薬剤師を配置することが学校保健安全法で義務づけられている。学校医や学校歯科医は、健康診断などで児童・生徒と直接かかわる機会があるため、その役割は比較的理解されているが、学校薬剤師の存在はあまり知られていない。本来は空気・水・騒音など学校環境衛生に関する検査を行い、安全で健康的な環境づくりを支援することが主たる役割である。警察職員とは異なり医療従事者である薬剤師は、「薬の専門家」として、薬物乱用の危険性についての説明をすることが多い。「このドラッグにはこのような副作用があって、脳内ではこのような影響があり……」といった難解な薬理作用の話が登場することもあるだろう。こういう話をすれば、「薬物乱用は危険」という強烈な印象を子どもたちに植えつけることには成功するかもしれない。

もちろん、薬物乱用経験のない子どもたちをさまざまな薬物乱用から守るためには、こうした予防教育が有効であろう。しかし、薬物問題の渦中にいる子どもたち、言い換えるならば「薬物問題を抱えた当事者」には、もう一歩踏み込んだメッセージが必要となる。前述の通り、当事者の多くが社会的に孤立した状態にある。そうした子どもたちの存在に周囲の人間が気づき、相談や支援につなげるためには、スティグマを減らすような配慮や工夫が必要だ。

❖スティグマを軽減させる二つの戦略

薬物乱用防止教育においてスティグマを減らす工夫として、ここでは二つの戦略を提案したい。

(1) 当事者との交流

一つの戦略は、当事者との交流機会を薬物防止教育に取り入れることである。これはパブリック・スティグマを軽減させることが狙いである。精神障害者に対するパブリック・スティグマに関するメタ解析によれば、当事者と実際に会って、話を聞くことがスティグマの軽減に役立つことが報告されている。[5] その効果は、映像を通じて当事者の話を聞くよりもはるかに高い。薬物乱用防止教育における当事者となれば、薬物依存症から回復した当事者ということになる。教育現場のニーズを把握したうえで安定した予防教育ができるという点では、当事者が主体となった回復支援施設であるダルクの職員などが適任と考えられる。

ダルクとは、Drug Addiction Rehabilitation Center の頭文字をとって名づけられた民間回復支援施設ＤＡＲＣのことである。[16] 一人で薬物をやめ続けることは難しいが、同じ目標をもった仲間同士が支え合うことで薬物をやめ続けることができる。そのためには薬物依存から回復する場が必要と、当事者同士が共同生活を始めたことがダルクの原点である。ダルクで回復した当事者が、ダルクがなかった地域に回復の拠点を作り、新たなダルクが生まれる。一九八五年、東京都荒川区で活動が開始されたダルクは、現在では全国約六〇団体にまで拡大した。薬物依存症の回復支援がダルクの主たる活動ではあるが、薬物依存から回復したみずからの経験を薬物乱用防止活動に活かすべく、教育講演を依頼される職員も多い。薬物乱用の危険性を熟知しているという点においては、お墨つきであろう。

薬物依存症当事者による予防教育をめぐっては、いまだに「寝た子を起こすな」とアレルギー反応を引き起こす教員も少なくない。しかし、飲酒や喫煙を含め生徒の非行や問題行動が顕在化しているいわゆる教育困難校と呼ばれる学校ほど、薬物依存の当事者による体験談を必要としているようだ。

(2) 相談支援に関する情報提供

もう一つの戦略は、相談支援に関する情報提供である。こちらはセルフ・スティグマを軽減させることが狙いである。

薬物問題で困ったらどうすればいいのか、一次予防を中心とする薬物乱用防止教育ではあまり重視されていないようだ。学校にはどのような相談窓口があるのか、スクールカウンセラーや養護教諭など具体的なリソースを紹介しながら、その役割や相談の仕方について触れていく。また、学外では精神保健福祉センターや依存症専門医療機関などで専門的な相談や支援が受けられることを伝えることも重要であろう。その際には、医師などの対人援助職には守秘義務があることにも触れつつ、相談に対するハードルを下げていく配慮が必要である。

現状では、表12－1に示したように、薬物乱用防止教室の講師として精神保健福祉センターなどの職員が登場する機会は非常に少ない。これは学校保健と地域保健との連携が十分にとれていないことを示すデータなのかもしれない。行政的にみれば、学校保健は文部科学省に連なる教育行政、地域保健は厚生労働省に連なる保健行政である。こうした縦割りの行政システムを考えれば、両者の連携がとりづらい状況は仕方がないことなのかもしれない。薬物乱用防止教育に携わる関係者向けの研修会などに、精神保健福祉センターなど地域保健にかかわる教員を招聘することで、両者の立場や役割を理解し、顔と顔がつながった関係性を構築していくことが今後必要と考えられる。そして、両者が連携し合うことで、薬物問題を抱えた子どもたちの早期発見・早期介入につながる可能性に期待したい。

❖ おわりに

本章では、スティグマという視点から薬物乱用防止教育の現状や課題を整理し、スティグマを軽減させるための戦略について筆者なりの考えを述べてきた。最後に「ダメ。ゼッタイ。」からの脱却について考えていきたい。

まず、従来からの「ダメ。ゼッタイ。」を頭ごなしに否定する必要はないと考えている。日本の子どもたちにおける薬物乱用状況をみると、先進諸国のなかでも薬物による汚染が極めて少ない状況を維持できているといえる。これはやはり、薬物乱用を始めさせないための一次予防が重視されてきたことの影響が大きいと考えられる。小学校からの一貫した予防教育により、子どもたちの間には薬物乱用の危険性は十分に浸透しており、薬物乱用を始めないための高い規範意識がある。

一方で「ダメ。ゼッタイ。」で終わらせてしまう、一次予防に偏重した薬物乱用防止教育からは脱却すべきだと考える。薬物乱用の危険性を強調しつつも、薬物依存症の当事者を教育現場に登場させることで、薬物依存症に対する差別や偏見を軽減するような工夫が必要である。また、薬物乱用・薬物依存に対する相談や支援に関する情報を提供しつつ、自分自身あるいは自分の友だち・家族など大切な人が薬物問題に直面した際の対策について想像させるような教育も必要である。これからの薬物乱用防止教育に求められるのは、従来の一次予防にスティグマ軽減の視点を加えた一・五次予防なのかもしれない。大切なことはプラスアルファの視点だと思う。

第13章

なぜ人々は著名人の薬物事件に感情的になるのか

ジャーナリズムと薬物依存症

岩永直子　ジャーナリズム

著名人が薬物で逮捕されると、ワイドショーを中心とした大衆向けメディアで大バッシングが始まるのは日本では見慣れた光景になった。

コメンテーターや有識者といわれる人が、「意志が弱い人物」と人格を否定し、ファンやスポンサーへの裏切り行為だと責め立て、かかわった作品の放送や出荷の停止を呼びかける。法治国家では「私刑」は禁止されているはずだが、そんなバッシングに視聴者・読者も溜飲を下げ、〝雲の上の人〟の転落劇を嬉々として消費する。

一歩引いて見ると、とてもグロテスクな光景だ。それでも、なぜこうした行為が繰り返されるのか。私はBuzzFeed Japanというインターネットメディアで薬物問題を含む医療報道をしている。その前には読売新聞で長年、医療記者や社会部記者をしてきた。

この四〜五年で、新聞やインターネットメディアでは報じ方に別の風も吹いてきている。回復途上にある著名人自身による積極的な発信も始まっている。一般からも、芸能人バッシングに対抗する動きが出始めている。情報を消費する社会の変化も含めて考察してみたい。

❖活躍している大物も逮捕

二〇一九年は大物著名人が続々と違法薬物使用で逮捕された年になった。ミュージシャンのピエール瀧氏をはじめ、元タレントの田代まさし氏、プロスノーボード選手の国母和宏氏、女優の沢尻エリカ氏らだ。

なかでも、ピエール瀧氏や沢尻エリカ氏は、「あの人は今」の文脈で語られるような人物ではないことが衝撃を大きくした。年間、何十本もの仕事をこなし、NHK大河ドラマに出演、もしくは出演が決まっており、映画やドラマ、テレビCM、雑誌でも頻繁に顔を見る。今をときめく活躍ぶりであったことから、なおさら「社会に迷惑をかけた」「視聴者を欺いた」というバッシングは強まった。ワイドショーでは「二度と芸能界に復帰させるな」というコメントまで聞かれた。使った薬物の種類やいつ頃から続けていたかを連日報道し、社会的に許されない行為だと断罪した。

だが、そのかげで多くの人が口にし始めた疑問がある。

「長年、薬を続けていても普通に仕事ができるんだ」

「『廃人』という薬物依存症患者のイメージと違う」

違法薬物使用はもともと、「被害者のいない犯罪」といわれる。違法薬物を長年使いながら周りに気づかれることもなく質の高い仕事を続けてきた事実が、そもそも少量の自己使用がそこまで世間からつまはじきにされるような重い罪なのか、という疑問を浮上させることになったのだ。

だが、それでもメディアでの対応は厳しいものだった。

ピエール瀧氏の逮捕で、NHKは大河ドラマ『いだてん―東京オリムピック噺』の配役を途中で変更するのみならず、過去に放映したシーンまで撮り直し、事実上葬り去った。連続テレビ小説『あまちゃん』の総集編のうち、瀧氏が出演する後編の再放送も中止。さらにBSプレミアムで放送予定だった『ALWAYS続・三丁目の夕日』と『ALWAYS三丁目の夕日'64』を別の映画に差し替えたが、皮肉なことに、かわりに放映されることになった『インディ・ジョーンズ最後の聖戦』にはコカインやモルヒネを過剰摂取して死亡した俳優リヴァー・フェニックスが出演していたことから、「判断基準がわからない」と話題になった。そして、瀧氏がメンバーのテクノバンド、電気グルーヴのＣＤや楽曲は出荷・配信停止、店頭在庫の回収までなされた。沢尻エリカ氏も、翌年の大河ドラマ『麒麟がくる』で濃姫を演じることになっていたが代役が決まり、すでに撮影済みのシーンも撮り直された。逮捕前日から公開されていたＣＭも停止された。

依存症の当事者や専門家らで作る市民団体は、関連各社にピエール瀧氏の出演作品の公開自粛や撮り直しなどの措置を撤回するよう求める要望書を出したが、とくにバッシングを繰り返したフジテレビ系のワイドショー『バイキング』は「説得力がない」と切り捨て、「薬物に手を出しちゃったら、こんな大変なことになるんですよ！　出演しているものはオンエアーもできないし、損害賠償だし、大変なことになるから、やめてくださいよっていう意味も含まれている」と自粛対応が予防につながるかのように放送した。(1)　ダウンタウンの松本人志氏はフジテレビ系『ワイドナショー』のなかで、「作品に罪はない」という声に対し、「ドーピング作品」という言葉を使って公開の自粛を求めた。さらに執行猶予判決が出た際には、「法律が甘い」「本来は刑務所に入るべきだと思う」など厳罰を肯定する発言を繰り返した。

❖日本社会で強まる弱者への「不寛容」

なぜ薬物に手を出した著名人はこれほど叩かれるのだろうか？

小児科医で、依存症者や障害者など社会的マイノリティの「当事者研究」を行う東京大学先端科学技術研究センター当事者研究分野准教授の熊谷晋一郎氏によれば、社会的な負のレッテルである「スティグマ」は、意志の力や努力によって乗り越えられると誤って信じられている属性にほど貼られやすい(2)。その代表格が依存症だ。「あなたの意志が弱いからでしょ」「あなたが努力不足なんじゃないの」と「意志の病」と捉えられ、誤った自己責任論で説明されやすい依存症は見下げられ、叩かれやすい。その人が何かに依存せざるを得なくなった生きづらさやストレスなどは顧みられず、自己責任だけが強調される。それが本人の処罰感情や自身を否定する「自己スティグマ」につながり、「こんな価値のない私は、困った時に人に『助けて』と言う権利もない」との考えから、さらに回復支援や治療につながりにくくなるという負のスパイラルに陥りやすくなっているのだ。

違法薬物で逮捕された著名人がすべて薬物依存症かどうかは定かではないが、このスティグマの理論は当てはまりそうだ。

振り返れば昔から、俳優の勝新太郎氏や萩原健一氏、清水健太郎氏ら、著名人が違法薬物で逮捕されると、バッシングは強く、活動自粛を余儀なくされていた。だが、彼らは何度も薬物で逮捕されながらも復帰を繰り返し、「アウトローな役者」として愛されてきた節もある。

過去作品の回収を徹底し、経済的な制裁まで加えるようになったのは、コラムニストでワイドショーのコメンテーターを務めていた深澤真紀氏が一九九九年一〇月四日の朝日新聞（「割り切れぬCDの回収」）を引用しながら語ったところによると、同年の槇原敬之さんのCD回収あたりからだそうだ。[3]この記事によると、一九八七年の尾崎豊氏、一九九五年の長渕剛氏の時には回収がなかったという。

仕事のキャンセルによる賠償金だけでなく、過去作品による収入を失えば、生活が厳しくなる。回復を応援するどころか、池に落ちた犬は徹底的に叩きのめすことが是とされるようになった背景には何があるのだろうか。

深澤氏は、ワイドショー『とくダネ！』のコメンテーターとして、ピエール瀧氏の逮捕の時に、「薬物に対しては厳罰主義というよりは治療を」とコメントして、視聴者から「法を犯した人を被害者として扱うのはおかしい」などのバッシングを受けた人だ。その深澤氏によると、阪神・淡路大震災やオウム真理教の事件があり、「小泉劇場」と呼ばれた小泉内閣ができた一九九〇年代後半から二〇〇〇年代にかけて、ワイドショーが政治や社会問題を取り上げるようになったという。「九五年から社会の状況が変わり、ワイドショーが社会に問題意識を持ち、同時に〝正義の鉄槌〟も持つようになってしまったのだと思います。その流れの中に、槇原さんの一九九九年の回収騒動があったのではないかと思っています」と深澤氏は語る。

一九九九年前後は、バブル崩壊で大手金融機関の破綻が相次ぎ、就職氷河期に突入した時期とも重なってくる。非正規雇用が増え、日本経済が低迷し、格差が広がり始めた頃だ。

そして、経済不況や格差社会は自己責任論と相性がいい。少子高齢化による社会保障の崩壊や財政悪化が叫ばれ、将来に対する不安が日本社会を覆うなか、普通に学校を出て普通に就職すれば、結婚して家庭がもて、人並みの生活が送れるという将来に対する安心感はなくなっていった。格差の上にいる人までが、「自分もいつか滑り落ちてしまうのではないか」と不安を抱え、弱い立場の人に不寛容となる。「甘えるな」「迷惑をかけるな」と弱者を叩く論理として「自己責任論」が使われるようになったのは、二〇〇四年のイラク日本人人質事件以降からといわれる。

そしてこの弱者に対する不寛容さや自己責任論は、長引く不況や格差の拡大と相まって、近年さらに強まっている。

二〇一六年七月、障害者施設元職員の植松聖被告が入所者一九人を刺殺し、二六人に重軽傷を負わせた「相模原事件」。植松被告は日本の財政破綻に危機感をもち、「障害者を安楽死させれば借金が減り、みんなが幸せに生活できると思った」などと裁判でも述べている。その二ヵ月後には、元アナウンサーの長谷川豊氏が、「自業自得の人工透析患者なんて、全員実費負担にさせよ！　無理だと泣くならそのまま殺せ！」などとブログに書いて炎上した。

最近では、薬物依存症者の回復支援施設や児童養護施設の建設には反対運動が起き、電車のなかでベビーカーにぶつかったり、抱っこ紐を外したり、女性を狙ってすれ違いざまに体当たりする「ぶつかり男」が話題になっている。

❖政治家の発言や教育の効果

さらに、財政問題とセットで健康の自己責任論や弱者に対する不寛容な言葉を垂れ流す政治家もいる。麻生太郎・財務相はとくにそんな発言が目立つ人だ。

二〇一三年一月には社会保障制度改革国民会議で「死にたい時に、死なせてもらわないと困っちゃうんですすね。（中略）しかも、その金が政府のお金でやってもらうというのはますます寝覚めが悪い。さっさと死ねるようにしてもらわないと」と語った。同年四月には「食いたいだけ食って、飲みたいだけ飲んで、糖尿病になって病院に入っているやつの医療費はおれたちが払っている。公平ではない。無性に腹が立つ」とも話している。二〇一八年一〇月にも『自分で飲み倒して、運動も全然しねえで、糖尿も全然無視している人の医療費を、健康に努力している俺が払うのはあほらしい、やってられん』と言った先輩がいた。いいこと言うなと思って聞いていた」と発言した。

他にも自民党の杉田水脈氏が二〇一八年七月、「（LGBTは）子供を作らない、つまり『生産性』がないのです。そこに税金を投入することが果たしていいのかどうか」と雑誌『新潮45』に寄稿し、批判されたことは記憶に新しい。

さらに、違法薬物の啓発教育や社会のキャンペーンも我々の心に染み込んでいる。

一九八〇年代に流された日本民間放送連盟によるおどろおどろしいCMのキャッチコピー「覚せい剤やめますか？　それとも人間やめますか？」を中高年世代はよく覚えているだろう。若い世代は、二〇〇九年から始まった官民一体の違法薬物啓発キャンペーンの「ダメ。ゼッタイ。」を繰り返し伝えられただろう。この言葉が、国連のキャンペーン「Yes to Life, No to Drugs（人生を大事にし、薬物にNOと言おう）」の前半部分を削除していることは松本俊彦氏から教えていただいた。何らかの原因で自分の人生を大事にできない人をどうケアするかという視点はすっぽりと抜け、ただ薬物をやるのはダメな人間だと突き放すことしかしていないのが日本の薬物啓発キャンペーンの姿勢だった。

松本氏は、「ダメ。ゼッタイ。」の悪影響について、「規制や乱用防止のために、スティグマ化した格好でやるのが今の日本で、『薬物やギャンブルをやる奴は人間じゃない』というような啓発の仕方です。すると、その問題を抱えている人たちがますます地域で孤立し、孤立すればするほどますます依存行動が悪化するというスパイラルに陥ります」と取材で語る(4)。

前述の熊谷晋一郎氏によれば、近年、スティグマ研究で注目されているトピックに「構造的スティグマ」がある。これは「規範やルールや法律や価値観などさまざまな構造的要素に宿っているスティグマ」のことを指す。「ダメ。ゼッタイ。」的な啓発キャンペーン、政治家の発言、メディアによって繰り返される著名人のバッシングを繰り返し浴び続けて内面化した視聴者・読者が、薬物使用者や弱者に対してどういう視線をもつようになるか。まさに構造的スティグマの醸成といえる。

面白いのは世代論だ。週刊文春デジタルがピエール瀧氏逮捕を受けてメルマガ会員に行ったアンケートによると、逮捕された俳優が出演する作品のお蔵入りに賛成する人で目立ったのは七〇代男性で、四五％が賛成に投票。逆に反対の割合が最も大きかったのは七〇代女性で、九五％が公開継続を望んだという。

博報堂ＤＹメディアパートナーズメディア環境研究所のメディア定点調査によると、二〇一八年、メディアの総接触時間で、テレビや新聞などのオールドメディアをネットが上回った。この調査では若い世代ほどテレビに接する時間は減り、高齢になるほどテレビを観ていることが明らかになっている。定年退職後の夫婦は、退職した男性が家にひきこもりがちなのに対し、女性は夫の世話から逃れて友だち付き合いや趣味の活動に勤しむことが多いといわれる。家でテレビを観ている高齢男性が、ワイドショーで培われる世論の影響を受けている、という構図も推測できる。

一方、若者世代は、獨協大学特任教授として学生に触れる機会も多い深澤真紀氏によると、「ＬＧＢＴなどの多様性には寛容なのに、正義感が強過ぎて厳罰主義」なのだという。[5]「それは若い世代が、外れることも、戻ることも許されないからだと思うんです」と彼女は語る。

生まれた時から不景気で、一度レールから外れると、一生這い上がれない不安を抱えている若者たち。

「自分たちが苦労して守っているルールを、破っている人間は許せないと言うんですね。だから若い世代が窮屈なルールに縛られずに、過剰な正義感を持たなくてもすむような社会にしたいと思うんです」と深澤氏はいう。

違法薬物での逮捕に限らず、ルールから外れたものに対するバッシングはたしかに強くなっているのが現代の日本社会だ。薬物の過剰摂取で夭逝し、「盗んだバイクで走り出す」尾崎豊は、四〇〜五〇代が一〇代だった頃は胸を熱くさせただろうが、今の若者の間ではバッシングを食らう可能性もある。違法薬物で逮捕された芸能人にもそんな視線が強まっていることが想像できる。

❖薬物報道ガイドラインとメディアの報道

一方、新しい風も吹いている。

相次ぐワイドショーなどのバッシング報道に業を煮やした依存症の治療・回復関係団体と専門家が、二〇一六年七月「依存症問題の正しい報道を求めるネットワーク」を設立。二〇一六年は元プロ野球選手の清原和博氏、俳優の高知東生氏、ミュージシャンのＡＳＫＡ氏ら大物有名人が相次いで逮捕され、バッシング報道も苛烈を極めた年だった。

ネットワークは、評論家の荻上チキ氏や松本俊彦氏、薬物問題に苦しむ女性の回復支援をする「ダルク女性ハウス」代表の上岡陽江氏、「ギャンブル依存症問題を考える会」代表の田中紀子氏らが協力して「薬物報道ガイドライン」を作った。薬物使用を、犯罪としてだけではなく、回復可能な病気として報道することなどを求めたこのガイドラインは二〇一七年一月三〇日に厚生労働省記者クラブで発表され、少なくとも大手新聞社や公共放送の報道に大きな影響を与えた。

私は当時、読売新聞で医療サイトyomiDr.の編集長を務めており、ガイドラインができる直前の二〇一六年一二月、ASKA氏逮捕について松本俊彦氏にロングインタビューをしたことがある。[6]「病気で苦しんでいる人には支援の手を差し伸べる――。良識ある社会人なら当然のこの態度が、なぜ薬物依存症の患者にはなかなか発揮されないのだろう」。こんな言葉から始めた三回のインタビューだったのだが、公開後、回復を支援するという文脈で書いたこのインタビューに含まれていた「ASKAさん」という記載に、上司から指導が入った。「逮捕されたのだから容疑者だろう。呼称のルール違反だし、法律を犯した人間に敬称をつけるなんて読者は納得しない」。

結局、「容疑者」と訂正を入れることになったが、その一週間後に不起訴処分となり、「ASKA氏」に再訂正したという笑えない思い出がある。

逮捕されたら、犯罪の容疑者としてしか扱わないという硬直したメディアの姿勢の問題は、読者への説明責任も考えながら、今も自分自身の課題となっているところではある。

❖当事者の発信

そして、何より、違法薬物で逮捕された著名人がメディアで発信し始めていることも大きな変化だ。

二〇一九年三月六日には、清原和博氏が三年ぶりに公の場に姿を現した。厚労省主催の啓発イベント「誤解だらけの依存症in東京」に登壇し、松本俊彦氏とトークショーをしたのだ。

二週間に一度病院へと通いながら、薬物を使用していた当時の自分を俯瞰して理解することができるようになってきたと語った清原氏は、現在の思いを率直にこう明かした[7]。

「薬物っていうのものは一時的にやめられても、やめ続けることってのは自分自身だけでは非常に難しいことだと思います。勇気を出して、専門の病院に行って欲しいなと思います」

「本当にいま、自分は色々な人に支えていただいています。自分の身近な人に正直にものを言えるようになったことが、一番変わったこと。(薬物を)使っているときは使うために嘘をつき、自分をどんどん追い詰めて行ってしまい、苦しみの日々でした。近くの人の理解があれば、自分がいま苦しいんだと、辛いんだと言えるはずです」

登壇時間はわずか一〇分程度だったが、ファンからの「清原さん！　大好き！」という声援に送られて会場を後にした。数多くのメディアが清原氏の回復を応援する文脈でこのイベントを報道し、薬物報道の新しい姿が見えた気がした。

この直後の三月一二日にピエール瀧氏の逮捕があり、世間はまた一気にバッシングの流れに傾く。

しかし、それに対抗するかのように、バンドの相棒、石野卓球氏は電気グルーヴの「電」の文字を刺青で入れた写真を「電気グルーヴは人生」などの言葉とともにツイート。その後も瀧氏とのツーショットを投稿するなど、従来のように連帯責任として謝る態度をとらずに、変わらない態度を見せた。

三月二〇日には、ウェブメディアJapan In depthの動画インタビュー番組に、執行猶予中の高知東生氏が、主治医の松本俊彦氏や田中紀子氏とともに出演した。捕まった時に、「来てもらってありがとうございます」と話したという高知氏は、「これでやめられる」とホッとした心境を話した。

さらに、二〇一九年七月には、田代まさし氏が、ＮＨＫ『バリバラ』の企画「教えて☆マーシー先生」に出演し、薬物依存症に苦しみ、服役してもなお薬物を求め続けていた心境などをリアルに語った。

「捕まる度にファンをがっかりさせた、家族に心配をかけた、もう二度とやってはいけないって強い意志を持つんだよ。それでもね、目の前に（クスリを）出されたり辛いことが起きると、大切なものよりも（クスリの）魔力が勝っちゃうんだ[8]」

こういう薬物依存症患者の生の声を伝える番組をＮＨＫで放送したこと自体が、非常にチャレンジングで、画期的だった。

ところが二〇一九年一一月、田代氏は覚せい剤取締法違反で逮捕される。そして、ＮＨＫは逮捕当日、公式サイトや YouTube でも公開されていたこの番組を削除した。

しかし、この削除にＳＮＳなどでは、「今こそ、この番組を再放送すべきではないか？」と批判が相次いだ。こうした声を受けてかどうかはわからないが、ＮＨＫは間もなく番組の内容を文章でまとめた要旨とともに番組側のコメントを掲載した[8]。

二〇一九年一一月六日、田代まさし容疑者が薬物を所持していたとして逮捕されました。田代氏は、番組出演時に「薬物に頼らない一日一日を積み重ねている」と語っていただけに、逮捕の知らせはバリバラ関係者にとっても大きなショックでした。そして、薬物依存症が回復する道のりの険しさ、患者を孤立させず社会復帰につなげていくにはどうすればいいのか、をより深く考える機会となりました。バリバラはこの問題を今後も考え続けていきたいと思います。

メディアとしては苦渋の決断だったのだろうし、番組側のコメントで、出だしは「田代まさし容疑者」としながら、二文目で「田代氏」という敬称を用いた表現から、番組制作者の思いを私は感じた。

前述の熊谷晋一郎氏は、スティグマを払拭するために有効なのは「当事者の率直な語り」だと言う。まさに、当事者の誠実な発信が、メディアの変化を後押しし、スティグマを解かし始めている兆しが見える。

❖今後、薬物報道はどうあるべきか?

松本俊彦氏がたびたび発信しているように、ヨーロッパでは、少量の薬物使用は厳罰化よりむしろ非犯罪化して、当事者が医療者や支援者とつながりやすくし、健康被害を減らす「ハームリダクション」に舵を切っている。

ソーシャルワーカーの古藤吾郎氏が事務局長を務め、上岡陽江氏も参加している「日本薬物政策アドボカシーネットワーク」は二〇一九年一二月、メディアに向けて「薬物使用に対する現実的・科学的・合理的な理解に基づく情報発信を」を発表した。ここでの薬物とは、違法薬物だけを指すのではなく、処方薬や市販薬も含む。日本は海外と比べて違法薬物を使用している人は少ないが、処方薬や市販薬の乱用が問題となっている国だ。だが、そこに注目する報道はまだ少ない。

二人に取材した時、「違法薬物を使いながら、依存症ではない人もいるということを理解してほしい。メディアは有名人が逮捕されたら、『違法薬物を使うのは依存症だから、治療を』と言うけれど、その一律なものの見方も間違っている。合法薬物に依存する人もいれば、違法薬物を使いながら社会生活を破綻させずにいる人もいることを理解してほしい」と言われて、ハッとさせられた。私もどこか違法薬物を使うのは絶対的に悪であり、逮捕されたら回復支援や治療につなげる報道が正しいと疑っていなかったからだ。

発表された文書には、このような一節がある。

薬物使用は犯罪だ／断薬が当然の成功だとする取り組みにより、薬物使用で困っている本人、家族・パートナーなど身近にいる人たち、そして薬物を使うことがある未成年の子どもたちも、ますます誰かに相談したり、支援を求めたりすることができなくなります。薬物使用がある人とその身近にいる人たちの尊厳を大切にする関わり方が求められます。

薬物を怖いものとし取締りを厳しくすることで、薬物使用は地下に潜み、地下にある薬物市場は発展しています。少量の薬物に係る犯罪は、ルール違反であったとしても被害者はいません。微罪とする、犯罪としない、規制許可するなどさまざまな効果的な取り組み方がありま

す。（「薬物使用に対する現実的・科学的・合理的な理解に基づく情報発信を」より）

もし、違法薬物の逮捕報道を、人々の健康を守るためと考えているならば、我々メディアは、「法律に反しているから」という思考停止に逃げるのではなく、何が本当に人の健康を害することなのか、科学的根拠に基づいて一から考え直す必要があるだろう。

少しずつ歩みを進めているメディアに対し、先を行くのは一般の人たちだ。

ライブストリーミングサイト・DOMMUNEは二〇一九年三月二六日、ピエール瀧氏の自粛対応への抗議の意味を込めて、電気グルーヴの音楽を特集した企画「ＤＪ Ｐｌａｙｓ 〝電気グルーヴ〟ＯＮＬＹ!!」を決行し、四六万人以上が視聴した。ところがそれに対し、またもタレントの坂上忍氏が司会をするワイドショー『バイキング』が、サイトの売名行為のようなものだとバッシングした。

このバッシングに対するDOMMUNEの反応は痛快だった。騒動から二週間後、今度は坂上氏をミュージシャンとして特集した番組「ＤＪ Ｐｌａｙｓ 〝坂上忍〟ＯＮＬＹ!!」を配信したのだ。転んだ人を見下げ嘲笑したオールドメディアに正面から批判で対抗するのではなく、「敬意をもち相手を知る」という、相手を包み込む方法で乗り越えようとした。ここには、今後報道が目指すべき大きなヒントが隠れているように思う。

ＳＮＳでは、ワイドショーをはじめとするメディアのバッシング報道に対し、辟易した声がよくみられる。発信はマスメディアだけの特権ではない時代、我々メディアはこうした声を無視することはできなくなった。

「依存症は孤立の病」だという。弱い人や転んだ人を叩き落とすのではなく、包み込む社会になることが、強者でさえ「いつか転落するかもしれない」という不安が大きい時代に、安心や安全をもたらすかもしれない。松本俊彦氏からは「ダメ。ゼッタイ。」にかわるものとして、「ヤバい奴は抱きしめろ」という素敵なキャッチフレーズをご提案いただいたことがある。(4)

メディアが「ヤバい奴」を抱きしめ、社会に招き入れ、孤立を防ぐことを誘導する報道ができるか。チャレンジしがいのある課題だと思っている。

おわりに

本書への執筆を依頼した著者たちから原稿が集まり始めたのは、巷で新型コロナウイルス感染症の噂がかまびすしくなった頃だった。その後、緊急事態宣言が発令され、社会は自粛の息苦しさに包まれた。そしていま私は、緊急事態宣言が解除こそされたものの、第二波の不気味な予兆を感じつつ、このあとがきを書いている。

意外に思うかもしれないが、薬物問題と感染症とのあいだには共通点が少なくない。第一に、いずれも人類の定住化による集団の過密化が温床となっている、という点だ。感染症が集団の過密化と関係があるのは改めて説明するまでもないが、薬物がもたらす酩酊もまたこれと関係している。かのウィリアム・ジェイムズは、その著書『宗教的経験の諸相』のなかで酩酊についてこう述べている。「しらふは縮め、分離し、そして『否』という機能があり、一方の酩酊は広げ、統合し、そして『諾』という機能がある。酩酊は人間のなかの応諾機能の大きな推進力なのである」。おそらくアルコールをはじめとする薬物がもつ応諾機能は、さまざまな文化圏において、意見や利害の異なる人々を酩酊のうやむやのうちに一つにまとめるのに役立ったはずだ。

第二の共通点は、いずれも世界のグローバル化、および国家の衰退に関係している、ということだ。コロンブス以降の大航海時代、ヨーロッパの国々は梅毒を受け入れるのと引き換えに、タバコとカカオ、それからコカインを手に入れた。一方、米国大陸の先住民族たちは天然痘を受け入れるとともに、白人たちが持ち込んだウィスキーよって無力化し、滅亡への道を加速していったのだった。あるいは、一時はユーラシア大陸を支配した巨大なモンゴル帝国は、交通・通信手段の進歩によって国土全体にペストを蔓延させて急速に衰退したし、同じく巨大な清帝国は、茶が含むカフェインの作用に熱狂した英国人が遠路はるばるやってきて、高額な中国茶の代金と引き換えにアヘンを押しつけたことが傾国の端緒となった。

そして最後の共通点は、いずれも行き過ぎた予防啓発が人々のあいだに差別意識や偏見を植えつける、ということだ。かつて無癩県運動がハンセン病に罹患した人たちに理不尽な隔離と排除をもたらしたのと同じように、「ダメ。ゼッタイ。」運動によって、薬物使用者たちはあたかも殺人犯に相当する極悪人か、さもなければ狂人や廃人といったイメージを押しつけられた。その結果、薬物使用者たちは、保健・医療・福祉サービスから疎外されるばかりか、忌み嫌われて孤立を余儀なくされたのだ。

いま私は、コロナ感染に脅える人々が他県ナンバーの車を攻撃したり、医療者をコミュニティから排除したり、自粛警察と呼ばれる人々が遊び歩く若者たちを叱責しているというニュースに接しながら、アフターコロナの世界に思いをはせている。その世界では、薬物依存症という「孤立の病」に悩む人たちは、いかにして「人とのつながり」を手に入れるのか。もはやつながりなどといったものは幻想で、インターネット回線、あるいはマスクやフェイスシールドの向こう側にしか求められないものとなってしまうのか。それとも、命を賭してリアルな出会いに自己投企すべきなのか。

私は後者を願う者の一人だ。いま私たちに必要なのは、公衆衛生的なエビデンスを乗り越える新しい倫理と行動規範の発明ではあるまいか。そして、もしも本書がその発明に貢献できたなら、編者としてこれに勝る喜びはない。

最後になったが、日本評論社編集部の木谷陽平氏にこの場を借りて深謝する。拙編書『「助けて」が言えない』に引き続き、本書の企画は氏のアイデアと尽力なしにはあり得なかったと断言したい。

令和二年六月　編者

(14) 薬物乱用対策推進会議「第五次薬物乱用防止五か年戦略」2018年（https://www.mhlw.go.jp/content/11126000/000341876.pdf）
(15) 日本学校保健会『薬物乱用防止教室マニュアル』2015年
(16) 嶋根卓也「知っておいてほしい民間支援団体の可能性と課題」『精神科治療学』32巻、1433-1438頁、2017年

第13章

(1) 岩永直子「『バイキング』のバッシングにもの申す　深澤真紀さん、松本俊彦さん薬物報道を斬る（番外編）」BuzzFeed News、2019年（https://www.buzzfeed.com/jp/naokoiwanaga/fukasawa-matsumoto-viking）
(2) 岩永直子「スティグマにどう対処するのか？　当事者の語りに触れること」BuzzFeed News、2018年（https://www.buzzfeed.com/jp/naokoiwanaga/stigma-3）
(3) 岩永直子「1999年がターニングポイント？　時代と共に変わる意識　深澤真紀さん、松本俊彦さん薬物報道を斬る（2）」BuzzFeed News、2019年（https://www.buzzfeed.com/jp/naokoiwanaga/fukasawa-matsumoto-2）
(4) 岩永直子「『「ダメ。ゼッタイ。」から、「ヤバいやつは抱きしめろ」へ』孤立の病・依存症を救うには？」BuzzFeed News、2020年（https://www.buzzfeed.com/jp/naokoiwanaga/line-addiction）
(5) 岩永直子「厳罰主義が広がる時代　クラブカルチャー、そして若い世代への影響は？　深澤真紀さん、松本俊彦さん薬物報道を斬る（3）」BuzzFeed News、2019年（https://www.buzzfeed.com/jp/naokoiwanaga/fukasawa-matsumoto-3）
(6) 岩永直子「松本俊彦さんインタビュー（上）ミュージシャン逮捕　薬物依存症は犯罪なのか、病気なのか」yomiDr.、2016年（https://yomidr.yomiuri.co.jp/article/20161209-OYTET50058/）
(7) 千葉雄登「『少しでも自分のように苦しんでいる人のためになれば』薬物依存と闘う清原和博が語ったこと」BuzzFeed News、2019年（https://www.buzzfeed.com/jp/yutochiba/kiyohara-kazuhiro）
(8) 伊吹早織「NHK、非公開にした田代まさし容疑者の出演番組を再掲載『とっても大きなショックでした』」BuzzFeed News、2019年（https://www.buzzfeed.com/jp/saoriibuki/masashi-tashiro-nhk1）

働科学研究費補助金医薬品・医療機器等レギュラトリーサイエンス政策研究事業「薬物乱用・依存状態等のモニタリング調査と薬物依存症者・家族に対する回復支援に関する研究」総括・分担研究報告書』19-73頁、2019年
（2）嶋根卓也、猪浦智史、北垣邦彦他「薬物使用と生活に関する全国高校生調査2018」嶋根卓也研究代表『令和元年度厚生労働省依存症に関する調査研究事業「わが国の青少年における薬物乱用・依存に関する実態調査およびデータ・アーカイブに関する研究」研究報告書』1-53頁、2019年
（3）松本俊彦「『ダメ、ゼッタイ』ではダメ―薬物乱用防止教育と『故意に自分の健康を害する』症候群」『子どもの健康科学』17巻、23-27頁、2017年
（4）Corrigan, P.W., Morris, S.B., Michaels, P.J. et al.: Challenging the public stigma of mental illness: A meta-analysis of outcome studies. *Psychiatr Serv* 63: 963-973, 2012.
（5）Livingston, J.D., Milne, T., Fang, M.L. et al.:The effectiveness of interventions for reducing stigma related to substance use disorders: A systematic review. *Addiction* 107: 39-50, 2012.
（6）National Institute on Drug Abuse: Drugs of abuse. Marijuana.（https://www.drugabuse.gov/drugs-abuse/marijuana）
（7）ESPAD Group: ESPAD Report 2015: Results from the European school survey project on alcohol and other drugs. 2016.（http://www.emcdda.europa.eu/system/files/publications/3074/ESPAD_report_2015.pdf）
（8）嶋根卓也「学校における薬物乱用防止教育」『精神科治療学』31巻、573-579頁、2016年
（9）国立精神・神経医療研究センター、法務省法務総合研究所「覚せい剤事犯者の理解とサポート2018」2020年（https://www.ncnp.go.jp/nimh/yakubutsu/reference/pdf/2020_0203KJ.pdf）
（10）『新しい保健体育　薬物乱用の社会への影響』東京書籍、2019年
（11）『保健体育　薬物乱用と健康』大修館書店、2019年
（12）『最新高等保健体育　薬物乱用と健康』大修館書店、2019年
（13）日本学校保健会『喫煙、飲酒、薬物乱用防止に関する指導参考資料（中学校編）』2015年

（11）ジャン・ウリ（三脇康生監訳）『精神医学と制度精神療法』春秋社、2016年
（12）東畑開人『居るのはつらいよ―ケアとセラピーについての覚書』医学書院、2019年
（13）渡邊拓也『ドラッグの誕生―19世紀フランスの〈犯罪・狂気・病〉』慶應義塾大学出版会、2019年
（14）平井秀幸「『回復』の脚本をめぐる統治的批判へ―スマープ化する薬物支援に向けた覚書」信田さよ子編『実践アディクションアプローチ』161-174頁、金剛出版、2019年
（15）山森裕毅「ミーティング文化の導入―制度精神療法、オープンダイアローグ、自助グループ」松本卓也、武本一美編『メンタルヘルスの理解のために―こころの健康への多面的アプローチ』191-213頁、ミネルヴァ書房、2020年

第11章

（1）Roerecke, M., Rehm, J.: Cause-specific mortality risk in alcohol use disorder treatment patients: A systematic review and meta-analysis. *Int J Epidemiol* 43: 906-919, 2014.
（2）森川すいめい、上原里程、奥田浩二他「東京都の一地区におけるホームレスの精神疾患有病率」『日本公衆衛生雑誌』58巻、331-339頁、2011年
（3）西岡誠、中村あずさ、高桑郁子他「路上生活者の年末年始医療支援活動で見えたもの―『ふとんで年越しプロジェクト2014』から」『社会医学研究（第56回日本社会医学会総会講演集）』2015年
（4）Harm Reduction International: What is harm reduction?（https://www.hri.global/what-is-harm-reduction）
（5）Khantzian, E.J., Albanese, M.J.: *Understanding addiction as self-medication: Finding hope behind the pain*. Rowman & Littlefield Publishers, 2008.（松本俊彦訳『人はなぜ依存症になるのか―自己治療としてのアディクション』星和書店、2013年）

第12章

（1）嶋根卓也、猪浦智史、北垣邦彦他「飲酒・喫煙・薬物乱用についての全国中学生意識・実態調査」嶋根卓也研究代表『平成30年度厚生労

(18) 倉持穣『クリニックで診るアルコール依存症―減酒外来・断酒外来』星和書店、2019年
(19) 野口裕二『アルコホリズムの社会学―アディクションと近代』日本評論社、1996年
(20) Khantzian, E.J., Albanese, M.J.：*Understanding addiction as self-medication*：*Finding hope behind the pain.* Rowman & Littlefield Publishers, 2008.（松本俊彦訳『人はなぜ依存症になるのか―自己治療としてのアディクション』星和書店、2013年）

第10章

(1) 信田さよ子『アディクションアプローチ―もうひとつの家族援助論』医学書院、1999年
(2) 信田さよ子編『実践アディクションアプローチ』金剛出版、2019年
(3) 松本俊彦「専門医でなくてもできる薬物依存症治療―アディクションの対義語としてのコネクション」『精神科治療学』32巻、1405-1412頁、2017年
(4) 信田さよ子、松本卓也「斜めに横断する臨床＝思想」『現代思想』46巻、67-86頁、2018年
(5) 信田さよ子、松本俊彦「深掘り対談 アディクションアプローチとハームリダクション」『季刊ビィ』137号、48-58頁、2019年
(6) ミシェル・フーコー（高桑和巳訳）『安全・領土・人口―コレージュ・ド・フランス講義1977-1978年度（ミシェル・フーコー講義集成７）』筑摩書房、2007年
(7) ジル・ドゥルーズ（宮林寛訳）『記号と事件―1972-1990年の対話』河出文庫、2007年
(8) 平井秀幸「ハームリダクションのダークサイドに関する社会学的考察・序説」熊谷晋一郎編『当事者研究と専門知―生き延びるための知の再配置（『臨床心理学』増刊第10号）』119-131頁、金剛出版、2018年
(9) 綾屋紗月「当事者研究の歴史―障害者運動と依存症自助グループの出会い」松本卓也、武本一美編『メンタルヘルスの理解のために―こころの健康への多面的アプローチ』165-189頁、ミネルヴァ書房、2020年
(10) フェリックス・ガタリ（杉村昌昭、毬藻充訳）『精神分析と横断性―制度分析の試み』法政大学出版局、1994年

新書、2018年
（4）信田さよ子『依存症』文春新書、2000年
（5）吉田精次＋ASK『アルコール・薬物・ギャンブルで悩む家族のための7つの対処法CRAFT』アスク・ヒューマン・ケア、2014年
（6）Miller, W.R., Rollnik, S.：*Motivational interviewing*：*Preparing people for change. 2nd ed.* Guilford Press, 2002.
（7）信田さよ子『共依存―苦しいけれど、離れられない』朝日文庫、2012年
（8）信田さよ子『母が重くてたまらない―墓守娘の嘆き』春秋社、2008年
（9）熊谷晋一郎編『みんなの当事者研究（『臨床心理学』増刊第9号）』2017年
（10）松本俊彦、今村扶美『SMARPP-24物質使用障害治療プログラム』金剛出版、2015年
（11）平井秀幸「『回復』の脚本をめぐる統治的批判へ―スマープ化する薬物支援に向けた覚書」信田さよ子編『実践アディクションアプローチ』161-174頁、金剛出版、2019年
（12）みなみおさむ「ハームリダクションを医療者・医療ユーザーに伝える―カナダ・トロント市での実践から」松本俊彦、古藤吾郎、上岡陽江編著『ハームリダクションとは何か―薬物問題に対する、あるひとつの社会的選択』71-83頁、中外医学社、2017年
（13）信田さよ子、松本俊彦「深掘り対談 アディクションアプローチとハームリダクション」『季刊ビィ』137号、48-58頁、2019年
（14）ダルク編『ダルク 回復する依存者たち―その実践と多様な回復支援』明石書店、2018年
（15）松本俊彦「『危険ドラッグ・フィーバー』から考えるハームリダクション―規制強化は個人とコミュニティに何をもたらしたか」松本俊彦、古藤吾郎、上岡陽江編著『ハームリダクションとは何か―薬物問題に対する、あるひとつの社会的選択』27-49頁、中外医学社、2017年
（16）Marlatt, G.A., Donovan, D.M.：*Relapse prevention*：*Maintenance strategies in the treatment of addictive behaviors.* Guilford Press, 2005.
（17）上岡陽江、大嶋栄子『その後の不自由―「嵐」のあとを生きる人たち』医学書院、2010年

messages.shtml）
（2）公益財団法人麻薬・覚せい剤乱用防止センターホームページ（http://www.dapc.or.jp/torikumi/01_spreading.html）
（3）Drug Policy Alliance: Safety First: Real Drug Education for Teens. 2019.（https://www.drugpolicy.org/resource/safety-first-real-drug-education-teens）
（4）松本俊彦『薬物依存症』ちくま新書、2018年
（5）薬物乱用対策推進会議「第五次薬物乱用防止五か年戦略」2018年（https://www.mhlw.go.jp/content/11120000/000339984.pdf）
（6）「福岡県、薬物乱用防止へ検察と連携」『日本経済新聞』2018年5月12日（https://www.nikkei.com/article/DGXMZO30427520S8A510C1ACX000/）
（7）丸山泰弘「執行猶予中の覚せい剤取締法違反（所持・使用）に対し、医療や回復支援の体制が整えられたとした原審の再度の執行猶予判決を破棄し、実刑を言い渡した事例」新・判例解説編集委員会編『新・判例解説Watch』vol.17、207-210頁、2015年
（8）原田隆之「エビデンスに基づく薬物政策」『都市問題』110巻、12-18頁、2019年
（9）Harm Reduction International: What is harm reduction?（https://www.hri.global/what-is-harm-reduction）
（10）丸山泰弘「刑事司法における薬物依存者の強制的処遇について」『龍谷大学矯正・保護研究センター研究年報』5巻、72-85頁、2008年
（11）Global Commission on Drug Policyホームページ（https://www.globalcommissionondrugs.org）
（12）丸山泰弘『刑事司法における薬物依存治療プログラムの意義―「回復」をめぐる権利と義務』日本評論社、2015年
（13）丸山泰弘「薬物使用者に対する刑の一部の執行猶予制度―刑の個別化と一部猶予」『立正法学論集』46巻、87-119頁、2013年

第9章

（1）信田さよ子『アディクションアプローチ―もうひとつの家族援助論』医学書院、1999年
（2）松本俊彦『薬物依存とアディクション精神医学』金剛出版、2012年
（3）澁谷智子『ヤングケアラー―介護を担う子ども・若者の現実』中公

substance-related disorders in Japan. *Neuropsychopharmacol Rep*, 2018.（doi: 10.1002/npr2.12035）
（29）Funada, D., Matsumoto, T., Tanibuchi, Y. et al.: Changes of clinical symptoms in patients with new psychoactive substance（NPS）-related disorders from fiscal year 2012 to 2014: A study in hospitals specializing in the treatment of addiction. *Neuropsychopharmacol Rep* 39: 119-129, 2019.
（30）Kamijo, Y., Takai, M., Fujita, Y. et al.: A multicenter retrospective survey of poisoning after consumption of products containing novel psychoactive substances from 2013 to 2014 in Japan. *Am J Drug Alcohol Abuse* 42: 513-519, 2016.
（31）松本俊彦「『危険ドラッグ・フィーバー』から考えるハームリダクション—規制強化は個人とコミュニティに何をもたらしたか」松本俊彦、古藤吾郎、上岡陽江編著『ハームリダクションとは何か—薬物問題に対する、あるひとつの社会的選択』27-49頁、中外医学社、2017年
（32）松本俊彦、宇佐美貴士、船田大輔他「全国の精神科医療施設における薬物関連精神疾患の実態調査」嶋根卓也研究代表『平成30年度厚生労働科学研究費補助金（医薬品・医療機器等レギュラトリーサイエンス政策研究事業）薬物乱用・依存状況等のモニタリング調査と薬物依存症者・家族に対する回復支援に関する研究 総括・分担研究報告書』75-141頁、2019年
（33）法務省「平成30年版 犯罪白書—進む高齢化と犯罪」2018年
（34）Hidaka, Y., Ichikawa, S., Koyano, J. et al.: Substance use and sexual behaviors of Japanese men who have sex with men: A nationwide internet survey conducted in Japan. *BMC Public Health* 6: 239, 2006.（doi:10.1186/1471-2458-6-239）
（35）Kobayashi, O., Matsumoto, T., Otsuki, M. et al.: Profiles associated with treatment retention in Japanese patients with methamphetamine use disorder: Preliminary survey. *Psychiatry Clin Neurosci* 62: 526-532, 2008.

第8章

（1）United Nations: International Day Against Drug Abuse and Illicit Trafficking. 2019.（https://www.un.org/en/events/drugabuseday/

できるか？」松本俊彦、古藤吾郎、上岡陽江編著『ハームリダクションとは何か—薬物問題に対する、あるひとつの社会的選択』52-70頁、中外医学社、2017年
(20) 林神奈「研究者がアドボカシーを行うためにできること—バンクーバーにおけるハームリダクション事情と研究者の関わり」松本俊彦、古藤吾郎、上岡陽江編著『ハームリダクションとは何か—薬物問題に対する、あるひとつの社会的選択』84-95頁、中外医学社、2017年
(21) Wood, E., Tyndall, M.W., Montaner, J.S. et al.: Summary of findings from the evaluation of a pilot medically supervised safer injecting facility. *CMAJ* 175: 1399-1404, 2006.
(22) Singh, D., Chawarski, M.C., Schottenfeld, R. et al.: Substance abuse and HIV situation in Malaysia. *J Food Drug Anal* 21: S46-S51, 2013.
(23) Osornprasop, S., Dahlui, M., Kamarulzaman, A. et al.: Return on Investment and cost-effectiveness of harm reduction program in Malaysia. World Bank, 2014. (http://documents.worldbank.org/curated/en/310381468282285702/Return-on-investment-and-cost-effectiveness-of-harm-reduction-program-in-Malaysia)
(24) Lin, T., Chen, C.H., Chou, P.: Effects of combination approach on harm reduction programs: The Taiwan experience. *Harm Reduct J* 13: 2016. (doi: 10.1186/s12954-016-0112-3)
(25) 松本俊彦、宮川朋大、矢花辰夫他「精神症状出現にマジックマッシュルーム摂取が関与したと考えられる２症例」『精神医学』41巻、1097-1099頁、1999年
(26) Matsumoto, T., Okada, T.: Designer drugs as a cause of homicide. *Addiction* 101: 1666-1667, 2006.
(27) Matsumoto, T., Tachimori, H., Takano, A. et al.: Recent changes in the clinical features of patients with new psychoactive-substances-related disorders in Japan: Comparison of the Nationwide Mental Hospital Surveys on Drug-related Psychiatric Disorders undertaken in 2012 and 2014. *Psychiatry Clin Neurosci* 70: 560-566, 2016.
(28) Tanibuchi, Y., Matsumoto, T., Funada, D. et al.: The influence of tightening regulations on patients with new psychoactive

年
(8) Collins, S.E., Clifasefi, S., Logan, D.E. et al.: Chapter 1. Current status, historical highlights, and basic principles of harm reduction. In: Marlatt, G.A., Larimer, M.E., Witkiewitz, K.(eds.): *Harm reduction: Pragmatic strategies for managing high-risk behaviors. Second edition*. pp.3-35, Guilford Press, 2011.
(9) Khantzian, E.J.: The self-medication hypothesis of addictive disorders: Focus on heroin and cocaine dependence. *Am J Psychiatry* 142: 1259-1264, 1985.
(10) みなみおさむ「ハームリダクションを医療者・医療ユーザーに伝える—カナダ・トロント市での実践から」松本俊彦、古藤吾郎、上岡陽江編著『ハームリダクションとは何か—薬物問題に対する、あるひとつの社会的選択』71-83頁、中外医学社、2017年
(11) United Nations Office on Drugs and Crime: World drug report 2016. 2016. (https://www.unodc.org/doc/wdr2016/WORLD_DRUG_REPORT_2016_web.pdf)
(12) Marlatt, G.A.: Harm reduction: Come as you are. *Addict Behav* 21: 779-788, 1996.
(13) Tatarsky, A., Kellogg, S.: Chapter 2. Harm reduction psychotherapy. In: Marlatt, G.A., Larimer, M.E., Witkiewitz, K.(eds.): *Harm reduction: Pragmatic strategies for managing high-risk behaviors. Second edition*. pp.3-35, Guilford Press, 2011.
(14) 徐淑子、池田光穂「ハームリダクション入門」(https://www.cscd.osaka-u.ac.jp/user/rosaldo/141025sookj.html)
(15) Csete, J., Grob, P.J.: Switzerland, HIV and the power of pragmatism: lessons for drug policy development. *Int J Drug Policy* 23: 82-86, 2012.
(16) Csete, J., Kamarulzaman, A., Kazatchkine, M. et al.: Public health and international drug policy. *Lancet* 387: 1427-1480, 2016.
(17) Wodak, A.: The abject failure of drug prohibition. *AUST NZ J CRIMINOL* 47: 190-201, 2014.
(18) Hall, W.: Reducing the toll of opioid overdose deaths in Australia. *Drug Alcohol Rev* 18: 213-220, 2009.
(19) Wodak, A.(古藤吾郎訳)「世界は違法薬物にどう対応することが

(9) 山口重樹「オピオイドならではの恐ろしさ―“開始はよいよい、中止は怖い”」『LiSA』27巻、400-406頁、2020年
(10) Frank, J.W., Levy, C., Matlock, D.D. et al.: Patients' perspectives on tapering of chronic opioid therapy: A qualitative study. *Pain Med* 17: 1838-1847, 2016.
(11) 山口重樹「(第26夜) 開始はよいよい、中止は怖い　慢性疼痛のオピオイド治療―医原性疾患としてのオピオイド依存」『LiSA』26巻、S161-S166頁、2019年
(12) Mayall, R.M.: Substance abuse in anaesthetists. *BJA Education* 16: 236-241, 2016.
(13) Webster, L.R., Webster, R.M.: Predicting aberrant behaviors in opioid-treated patients: Preliminary validation of the Opioid Risk Tool. *Pain Med 6*: 432-442, 2005.
(14) 山口重樹、知野諭、山中恵里子他「慢性疼痛に対するオピオイド治療」『臨床麻酔』43巻、S317-S331頁、2019年

第7章

(1) Cindy, E.: Wild health: *Lessons in natural wellness from the animal kingdom*. Houghton Mifflin Harcourt, 2002.
(2) 佐藤哲彦『ドラッグの社会学―向精神物質をめぐる作法と社会秩序』世界思想社、2008年
(3) 佐藤哲彦『覚醒剤の社会史―ドラッグ・ディスコース・統治技術』東信堂、2006年
(4) Urban Health Research Initiative: Findings from the evaluation of Vancouver's pilot medically supervised safer injecting facility-insite. British Columbia Centre for Excellence in HIV/AIDS. 2009. (http://www.bccsu.ca/wp-content/uploads/2016/09/insite-report-eng.pdf)
(5) Global Commission on Drug Policy: War on drugs: Report of the global commission on drug policy. 2011. (https://www.globalcommissionondrugs.org/wp-content/themes/gcdp_v1/pdf/Global_Commission_Report_English.pdf)
(6) 板倉聖宣『禁酒法と民主主義―道徳と政治と社会』仮説社、1983年
(7) 岡本勝『禁酒法―「酒のない社会」の実験』講談社現代新書、1996

treatment: A research-based guide. 3rd ed. 2018. (https://www.drugabuse.gov/node/pdf/675/principles-of-drug-addiction-treatment-a-research-based-guide-third-edition)
(19) 松本俊彦『薬物依存とアディクション精神医学』金剛出版、2012年
(20) 松本俊彦、高野歩、熊倉陽介他「保護観察の対象となった薬物依存症者のコホート調査システムの開発—『Voice Bridges Project』」『更生保護学研究』14巻、3-18頁、2019年
(21) Yokotani, K., Tamura, K.: The effect of a social reintegration (parole) program on drug-related prison inmates in Japan: A 4-year prospective study. *Asian J Criminol* 12: 127-141, 2017.
(22) Pelissier, B.M.M., Camp, S.D., Gaes, G.G. et al.: Gender differences in outcomes from prison-based residential treatment. *J Subst Abuse Treat* 24: 149-160, 2003.

第6章

(1) 慢性疼痛治療ガイドライン作成ワーキンググループ編『慢性疼痛治療ガイドライン』15-27頁、真興交易（株）医書出版部、2018年
(2) 山口重樹、Donald R.Taylor「米国のオピオイド・クライシスの現状」『ペインクリニック』39巻、1557-1562頁、2018年
(3) 山口重樹、山中恵里子、山田恵子「オピオイド使用障害—北米のオピオイドクライシスから学ぶ」『治療』102巻、334-341頁、2020年
(4) Onishi, E., Kobayashi, T., Dexter, E. et al.: Comparison of opioid prescribing patterns in the United States and Japan: Primary care physicians' attitudes and perceptions. *J Am Board Fam Med* 30: 248-254, 2017.
(5) 山口重樹、山田恵子「オピオイドクライシスへのカナダ政府の取り組み」『ペインクリニック』40巻、1593-1602頁、2019年
(6) Berterame, S., Erthal, J., Thomas, J. et al.: Use of and barriers to access to opioid analgesics: A worldwide, regional, and national study. *Lancet* 387: 1644-1656, 2016.
(7) 山口重樹、金井昭文、Donald R.Taylor「オピオイド鎮痛薬の新しい使い方」『臨牀と研究』94巻、454-462頁、2017年
(8) 山口重樹「麻酔科医ならではのアブナイ背景—麻酔科医とSTIGMA」『LiSA』27巻、384-392頁、2020年

74-75頁、2020年（http：//hansha.daishodai.ac.jp/meeting_reports/PDF/meeting-reports_46_2019.pdf）
（7）藤田昇三「薬物事犯の実態とその対応」『法律のひろば』38巻1号、13-23頁、1985年
（8）北島敬介「覚せい剤犯罪と量刑の動向」『法律のひろば』31巻2号、44-51頁、1978年
（9）松本俊彦『薬物依存症』ちくま新書、2018年
（10）植野聡「刑種の選択と執行猶予に関する諸問題」大阪刑事実務研究会編『量刑実務大系4　刑の選択・量刑手続』1-111頁、判例タイムズ社、2011年
（11）法務省法務総合研究所、国立精神・神経医療研究センター「覚せい剤事犯者の理解とサポート2018」2019年（https://www.ncnp.go.jp/nimh/yakubutsu/reference/pdf/kakuseizai2018.pdf）
（12）Hser, Y.I., Anglin, M.D.: Addiction treatment and recovery careers. In: Kelly, J.F., White, W.L.(eds.): *Addiction recovery management: Theory, research and practice*. pp.9-29, Humana Press, 2011.
（13）Emmelkamp, P.M.G., Vedel, E.: *Evidence-based treatment for alcohol and drug abuse: A practitioner's guide to theory, methods, and practice*. Routledge, 2006.（小林桜児、松本俊彦訳『アルコール・薬物依存臨床ガイド―エビデンスにもとづく理論と治療』金剛出版、2010年）
（14）Dennis, M.L., Scott, C.K., Funk, R. et al.: The duration and correlates of addiction and treatment careers. *J Subst Abuse Treat* 28: S51-S62, 2005.
（15）Fleury, M.J., Djouini, A., Huỳnh, C. et al.: Remission from substance use disorders: A systematic review and meta-analysis. *Drug Alcohol Depend* 168: 293-306, 2016.
（16）McLellan, A.T., Lewis, D.C., O'Brien, C.P. et al.: Drug dependence, a chronic medical illness: Implications for treatment, insurance, and outcomes evaluation. *JAMA* 284: 1689-1695, 2000.
（17）McKay, J.R.: Is there a case for extended interventions for alcohol and drug use disorders? *Addiction* 100: 1594-1610, 2005.
（18）National Institute on Drug Abuse: *Principles of drug addiction*

バーとアディクション』金剛出版、2007年）
（11）Najavits, L,M.: *Recovery from trauma, addiction, or both: Strategies for finding your best self*. The Guilford Press, 2017.（近藤あゆみ、松本俊彦監訳、浅田仁子訳『トラウマとアディクションからの回復―ベストな自分を見つけるための方法』金剛出版、2020年）
（12）青木省三、村上伸治編『大人の発達障害を診るということ―診断や対応に迷う症例から考える』医学書院、2015年
（13）倉田めば「グループをつなぐ―縦の系譜と横のつながり」熊谷晋一郎編『当事者研究をはじめよう（『臨床心理学』増刊第11号）』54-57頁、金剛出版、2019年）
（14）綾屋紗月、熊谷晋一郎、上岡陽江「当事者研究ワークシート実践研究①薬物依存症当事者研究における実践」熊谷晋一郎編『当事者研究をはじめよう（『臨床心理学』増刊第11号）』106-116頁、金剛出版、2019年

第5章

（1）松本俊彦、古藤吾郎、上岡陽江編著『ハームリダクションとは何か―薬物問題に対する、あるひとつの社会的選択』中外医学社、2017年
（2）嶋根卓也研究代表『平成29年度厚生労働科学研究費補助金医薬品・医療機器等レギュラトリーサイエンス政策研究事業「薬物乱用・依存状況等のモニタリング調査と薬物依存症者・家族に対する回復支援に関する研究」平成29年度総括・分担研究報告書』2018年（https://www.ncnp.go.jp/nimh/yakubutsu/report/pdf/J_NGPS_2017.pdf）
（3）法務省法務総合研究所「令和元年版 犯罪白書―平成の刑事政策」2019年（http://hakusyo1.moj.go.jp/jp/66/nfm/mokuji.html）
（4）Hazama, K., Katsuta, S.: Factors associated with drug-related recidivism among paroled amphetamine-type stimulant users in Japan. *Asian J Criminol* 15：109-122, 2020
（5）法務省大臣官房司法法制部司法法制課「平成30年 検察統計年報」2019年（https://www.e-stat.go.jp/stat-search/files?page=1&layout=datalist&toukei=00250003&tstat=000001012929&cycle=7&year=20180&month=0）
（6）吉開多一「覚せい剤事犯者の社会復帰に向けた地域の役割―司法の視点からの可能性について」『日本犯罪社会学会第46回大会報告要旨集』

(14) Narcotics Anonymous World Services『Step Working Guides（ステップワーキングガイド日本語版）』Narcotics Anonymous World Services, 2012.
(15) 近藤恒夫「国と地域へ—依存症のプレゼンテーション30年」『ダルクとの出会い（ダルク30周年記念フォーラム「スピリチュアル・コネクション」）』84-88頁、日本ダルク、2015年
(16) 外山憲治「あぁ30年、私のおまけの人生」『ダルクとの出会い（ダルク30周年記念フォーラム「スピリチュアル・コネクション」）』58-60頁、日本ダルク、2015年

第4章

(1) 新アルコール・薬物使用障害の診断治療ガイドライン作成委員会監修、樋口進、齋藤利和、湯本洋介編『新・アルコール・薬物使用障害の診断治療ガイドライン』新興医学出版社、2018年
(2) 松本俊彦、古藤吾郎、上岡陽江編著『ハームリダクションとは何か—薬物問題に対する、あるひとつの社会的選択』中外医学社、2017年
(3) 久里浜医療センターホームページ「減酒外来AHRP（Alcohol Harm Reduction Program）」（https://kurihama.hosp.go.jp/hospital/section/genshu_info.html）
(4) 斎藤学「嗜癖とジェンダー」『アディクションと家族』20巻、39-52頁、2003年
(5) 発達倶楽部＆大嶋栄子「発達倶楽部の当事者研究」熊谷晋一郎編『みんなの当事者研究（『臨床心理学』増刊第９号）』124-128頁、2017年
(6) 窪田暁子『福祉援助の臨床—共感する他者として』誠信書房、2013年
(7) 大嶋栄子『生き延びるためのアディクション—嵐の後を生きる「彼女たち」へのソーシャルワーク』金剛出版、2019年
(8) 野坂祐子『トラウマインフォームドケア—“問題行動”を捉えなおす援助の視点』日本評論社、2019年
(9) 大嶋栄子「性被害体験を生きる—変容と停滞のエスノグラフィー」横山登志子、須藤八千代、大嶋栄子編『ジェンダーからソーシャルワークを問う』136-184頁、ヘウレーカ、2020年
(10) Evans, K., Sullivan, M.: *Treating addicted survivors of trauma*. The Guilford Press, 1995.（斎藤学監訳、白根伊登恵訳『虐待サバイ

2007年

第3章

（1）Goffman, E.: *The presentation of self in everyday life*. Anchor Books, 1959.（石黒毅訳『行為と演技―日常生活における自己呈示』誠信書房、1974年）
（2）南保輔「居場所づくりと携帯電話―薬物依存からの『回復』経験の諸相」『成城文藝』221号、158-135頁、2012年
（3）南保輔、中村英代、相良翔編『当事者が支援する―薬物依存からの回復（ダルクの日々パート２）』春風社、2018年
（4）相良翔『薬物依存からの「回復」―ダルクにおけるフィールドワークを通じた社会学的研究』ちとせプレス、2019年
（5）平井秀幸「薬物依存からの『回復』をどう理解するか」ダルク研究会編『ダルクの日々―薬物依存者たちの生活と人生』13-35頁、知玄舎、2013年
（6）上岡陽江、大嶋栄子『その後の不自由―「嵐」のあとを生きる人たち』医学書院、2010年
（7）上岡陽江、ダルク女性ハウス『生きのびるための犯罪《みち》』イースト・プレス、2012年
（8）Khantzian, E.J., Albanese, M.J.: *Understanding addiction as self-medication: Finding hope behind the pain*. Rowman & Littlefield Publishers, 2008.（松本俊彦訳『人はなぜ依存症になるのか―自己治療としてのアディクション』星和書店、2013年）
（9）ダルク研究会編『ダルクの日々―薬物依存者たちの生活と人生』知玄舎、2013年
（10）Narcotics Anonymous World Services『Narcotics Anonymous（ナルコティクスアノニマス第五版日本語翻訳版』Narcotics Anonymous World Services, 2006.
（11）近藤恒夫『拘置所のタンポポ―薬物依存再起への道』双葉社、2009年
（12）松本俊彦、今村扶美、小林桜児他『SMARPP-16―物質使用障害治療プログラム』2009年
（13）松本俊彦、今村扶美『SMARPP-24物質使用障害治療プログラム』金剛出版、2015年

Retirement and drinking outcomes: Lingering effects of workplace stress? *Addict Behav* 31: 767-776, 2006.
(8) Zimberg, S.: A dual diagnosis typology to improve diagnosis and treatment of dual disorder patient. *J Psychoactive Drugs* 31: 47-51, 1999.
(9) Ompad, D.C., Ikeda, R.M., Shah, N. et al.: Childhood sexual abuse and age at initiation of injection drug use. *Am J Public Health* 95: 703-709, 2005.
(10) Najavits, L.M., Walsh, M.: Dissociation, PTSD, and substance abuse: An empirical study. *J Trauma Dissociation* 13: 115-126, 2012.
(11) Freud, S.: Beyond the pleasure principle. In: *Standard edition* vol.18. pp.7-61, Hogarth Press, 1955.
(12) Radô, S.: The psychoanalysis of pharmacothymia. *Psychoanal Q* 2: 1-23, 1933.
(13) Menninger, K.A.: *Man against himself*. Harcourt Brace Jovanovich, 1938.
(14) Dodes, L.: *The Heart of addiction: A new approach to understanding and managing alcoholism and other addictive behaviors*. HarperCollins, 2002.

第2章

(1) Léonard, J.: *La médecine entre les savoirs et les pouvoirs*. Édition Aubier Montaigne, 1981.
(2) 渡邊拓也『ドラッグの誕生—19世紀フランスの〈犯罪・狂気・病〉』慶應義塾大学出版会、2019年、36-37頁
(3) Levinstein, E.: *Die Morphiumsucht*. August Hirschwald, 1877; *La morphiomanie*. G.Masson, 1878.
(4) 渡邊前掲書、97-98頁
(5) 渡邊前掲書、153-157頁
(6) Ghelerter, J.: *Les Toxicomanies. Étude médico-sociale*. thése de médecine. pp.170-171, Librairie Louis Abnette, 1929 (1930).
(7) 渡邊前掲書、160頁
(8) ド・クィンシー（野島秀勝訳）『阿片常用者の告白』岩波文庫、

参考文献

はじめに

（1）Hazama, K., Katsuta, S.: Factors associated with drug-related recidivism among paroled amphetamine-type stimulant users in Japan. *Asian J Criminol* 15: 109-122, 2019.

（2）嶋根卓也、高橋哲、竹下賀子他「覚せい剤事犯者における薬物依存の重症度と再犯との関連性―刑事施設への入所回数からみた再犯」『日本アルコール・薬物医学会雑誌』54巻、211-221頁、2019年

第1章

（1）Alexander, B.K., Hadaway, P.F.: Opiate addiction: The case for an adaptive orientation. *Psychol Bull* 92: 367-381, 1982.

（2）Najavits, L.M., Weiss, R.D., Shaw, S.R.: The link between substance abuse and posttraumatic stress disorder in women. A research review. *Am J Addict* 6: 273-283, 1997.

（3）Khantzian, E.J., Albanese, M.J.: *Understanding addiction as self-medication: Finding hope behind the pain*. Rowman & Littlefield Publishers, 2008.（松本俊彦訳『人はなぜ依存症になるのか―自己治療としてのアディクション』星和書店、2013年）

（4）Fergusson, D.M., Lynskey, M.T., Horwood, L.J.: Comorbidity between depressive disorders and nicotine dependence in a cohort of 16-year-olds. *Arch Gen Psychiatry* 53: 1043-1047, 1996.

（5）Shedler, J., Block, J.: Adolescent drug use and psychological health: A longitudinal inquiry. *Am Psychol* 45: 612-630, 1990.

（6）Wills, T.A., Sandy, J.M., Shinar, O. et al.: Contributions of positive and negative affect to adolescent substance use. Test of bidimensional model in a longitudinal study. *Psychol Addict Behav* 13: 327-338, 1999.

（7）Richman, J.A., Zlatoper, K.W., Zackula Ehmke, J.L. et al.:

【執筆者（執筆順）】

渡邊拓也（わたなべ・たくや）
大谷大学社会学部現代社会学科

南　保輔（みなみ・やすすけ）
成城大学文芸学部マスコミュニケーション学科

大嶋栄子（おおしま・えいこ）
NPO 法人リカバリー

羽間京子（はざま・きょうこ）
千葉大学教育学部

山口重樹（やまぐち・しげき）
獨協医科大学医学部麻酔科学講座

丸山泰弘（まるやま・やすひろ）
立正大学法学部

信田さよ子（のぶた・さよこ）
原宿カウンセリングセンター

松本卓也（まつもと・たくや）
京都大学大学院人間・環境学研究科総合人間学部

西岡　誠（にしおか・まこと）
ゆうりんクリニック

嶋根卓也（しまね・たくや）
国立精神・神経医療研究センター精神保健研究所
薬物依存研究部

岩永直子（いわなが・なおこ）
BuzzFeed Japan

【編者】

松本俊彦（まつもと・としひこ）

国立精神・神経医療研究センター精神保健研究所薬物依存研究部部長・同センター病院薬物依存症センターセンター長。1993 年佐賀医科大学卒業。横浜市立大学医学部附属病院精神科助手などを経て、2004 年に国立精神・神経センター（現国立精神・神経医療研究センター）精神保健研究所司法精神医学研究部室長に就任。以後、同研究所自殺予防総合対策センター副センター長などを歴任し、2015 年より現職。著書に『薬物依存症』（ちくま新書）、『よくわかる SMARPP』（金剛出版）、『アルコールとうつ・自殺』（岩波ブックレット）、『自分を傷つけずにはいられない』（講談社）、『もしも「死にたい」と言われたら』（中外医学社）、『自傷行為の理解と援助』（日本評論社）などがある。

アディクション・スタディーズ　薬物《やくぶつ》依《い》存《ぞん》症《しょう》を捉《とら》えなおす13章《しょう》

2020年 7 月25日　第 1 版第 1 刷発行

編　者――松本俊彦

発行所――株式会社日本評論社

〒170-8474 東京都豊島区南大塚3-12-4

電話 03-3987-8621（販売）-8598（編集）振替 00100-3-16

印刷所――港北出版印刷株式会社

製本所――株式会社難波製本

装　幀――山田英春

検印省略

ISBN978-4-535-98490-5　Printed in Japan